Muir Gray

Auf die Plätze – 70 – los!

Muir Gray

Auf die Plätze – 70 – los!

Aktiv, gesund und glücklich bleiben

Aus dem Englischen von
Ursula Bischoff

Kösel

MIX
Papier aus verantwortungsvollen Quellen
FSC® C014496
FSC
www.fsc.org

Verlagsgruppe Random House FSC® N001967

Die Originalausgabe erschien unter dem Titel
»Sod Seventy! The Guide to Living Well« bei
Bloomsbury Publishing Plc, London.

Neumarkter Str. 28, 81673 München
Umschlag: Weiss Werkstatt, München, unter Verwendung
eines Motivs von David Mostyn
Illustrationen: David Mostyn
Satz: Greiner & Reichel, Köln
Druck und Bindung: GGP Media GmbH, Pößneck
Printed in Germany
ISBN 978-3-466-34696-7
www.koesel.de

Dieses Buch ist auch als E-Book erhältlich.

Inhalt

Vorwort

Die Botschaft in diesem Buch lautet: Prävention ist mit siebzig genauso wichtig wie mit zwanzig. Forschungsergebnisse belegen, dass wir viele Gesundheitsprobleme umgehen oder zumindest aufschieben können, die früher als natürliche Folge des Alterungsprozesses galten. In Wirklichkeit sind sie jedoch auf einen Mangel an körperlicher und geistiger Fitness, vermeidbare Erkrankungen und den Verlust des Kampfgeistes zurückzuführen. Das allgemeine Wohlbefinden im Alter lässt sich nachhaltig verbessern, wenn Sie selbst aktiv werden. In diesem Buch finden Sie das Rezept für eine gute Gesundheit mit siebzig und eine bessere Gesundheit in den Jahrzehnten danach.

Professorin Dame Sally Davies
Chief Medical Officer, England

1

Alt werden? Kein Problem!

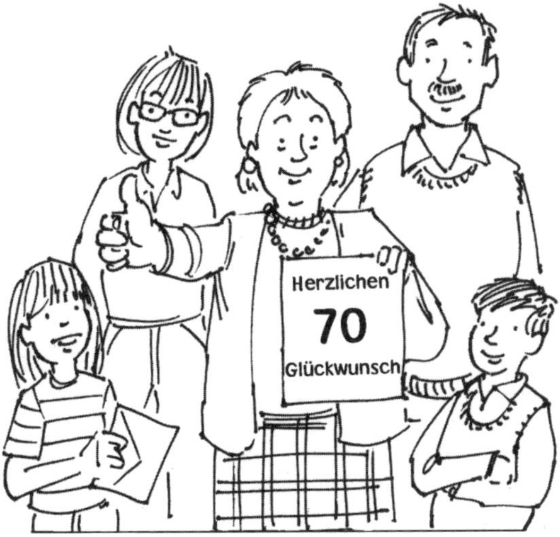

Das Alter ist nur eine Zahl

»Altwerden«, »Alterungsprozess«, »Senioren«, »Rentner« oder »Ruheständler« – alle diese Begriffe sind weit verbreitet, haben aber für jeden eine andere Bedeutung. Einige Leute betrachten jemanden bereits als »alt«, wenn er älter ist als sie selbst, gleich, ob dieser vor zwanzig oder achtzig Jahren das Licht der Welt erblickt hat!

Deshalb verzichten wir an dieser Stelle auf eine Diskussion darüber, was solche Begriffe aussagen und ob es Ihnen behagt oder nicht, den »Alten«, »Senioren« oder »Rentnern« zugerechnet zu werden. Wenn Sie dieses Buch lesen, sind Sie vermutlich siebzig oder darüber hinaus. Ihr Alter lässt sich rein zahlenmäßig nicht leugnen, doch der siebzigste Geburtstag und jeder weitere ist kein Grund, Trübsal zu blasen. Sie sollten vielmehr einen Anlass darin sehen, zu feiern und aktiv zu werden, um die Herausforderungen zu bewältigen, die sich nicht unter den Teppich kehren lassen – nämlich die Auswirkungen des Alterungsprozesses, der sich seit dem dreißigsten Lebensjahr in Gang befindet. Doch er ist nicht die primäre Ursache der Gesundheitsprobleme, die sich mit siebzig einstellen können. Es sei denn, Sie gelangen zu der Überzeugung, dass Sie machtlos sind, weil er über Ihre Gesundheit und Ihr allgemeines Wohlbefinden bestimmt. Sie können die Kontrolle zurückgewinnen, wenn Sie:

- das Risiko verringern, krank zu werden,
- etwas für Ihre Fitness tun, auch wenn Sie bereits unter langwierigen Gesundheitsproblemen leiden, und
- eine positive und optimistische Einstellung zum Leben und den damit einhergehenden Herausforderungen und Chancen anstreben.

Dieses Buch möchte Ihnen dabei helfen, alle drei Ziele zu erreichen.

Ich war unlängst zu einer Feier anlässlich des hundertsten Geburtstags eines Freundes eingeladen. Das Geburtstags»kind« hielt eine wundervolle Rede und erklärte unter anderem, dass es einige Monate zuvor zum ersten Mal in seinem Leben nach Israel geflogen sei, gemeinsam mit seiner Lebensgefährtin, und sich damit den lang gehegten Traum erfüllt habe, im Toten Meer zu schwimmen. Und was hatte mein Freund sich zum Geburtstag gewünscht? Ein Tablet. Es ist außergewöhnlich, mit hundert noch so vital zu sein, aber wenn wir neunzig Lenze zählen und weitgehend von folgenschweren Krankheiten verschont wurden, sind wir durchaus imstande, öffentliche Verkehrsmittel zu benutzen, vielleicht sogar noch selbst Auto zu fahren, um mobil zu bleiben und lebhaftes Interesse am Zeitgeschehen zu bekunden. Mit neunzig trat der in Magdeburg geborene Pianist Menahem Pressler im Sheldonian Theatre in Oxford auf, wo er das 23. Klavierkonzert von Mozart zu Gehör brachte, belohnt vom tosenden Applaus des Publikums. Als Zugabe spielte er ein Klavierstück aus den »Moments musicaux« von Schubert – ohne Partitur, nur aus dem Gedächtnis und mit perfekter Handkoordination.

Wie kommt es also, dass wir »verknöcherten« Sechzigjährigen und rüstigen Achtzigjährigen begegnen – Menschen, die älter wirken, als sie sind, und anderen, bei denen man vermuten könnte, dass sie wie Dorian Gray ein Bildnis unterm Dach versteckt haben, das an ihrer Stelle altert? Natürlich lässt sich nicht leugnen, dass der Alterungsprozess existiert und dass es im Leben nur zwei Phasen gibt:

- Wachstum und Entwicklung sowie
- das Altern.

Der Wendepunkt ist individuell unterschiedlich: Bei den meisten tritt er mit Ende zwanzig ein, aber der Wandel kann auch schon vor dem zwanzigsten Lebensjahr beginnen. Die Kurve in der Abbildung »Die Auswirkungen des Alterns« ist typisch für den Alterungsprozess.

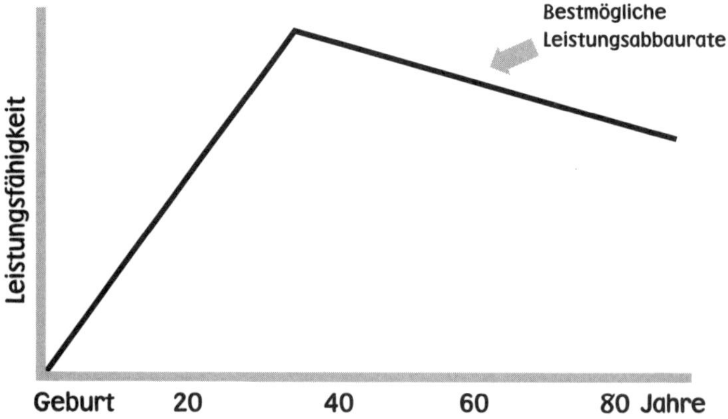

Die Auswirkungen des Alterns

Vorsicht: Fitness-Diskrepanz

Das Diagramm »Die Auswirkungen des Alterns« zeigt die altersbedingte Leistungsabbaurate. Es gibt die bestmögliche Option wieder. Bedauerlicherweise macht sich der graduelle Verlust der körperlichen Kraft, wenn wir beispielsweise einen steilen Hang hinaufgehen, höchstwahrscheinlich schon früher bemerkbar. Mit zwanzig, dreißig und vierzig wird der Rückgang der körperlichen und geistigen Leistungsfähigkeit nicht nur von der individuellen Fitness, sondern auch vom allgemeinen Nachlassen des Leistungsvermögens bestimmt. Der Unterschied zwischen der optimalen und der tatsächlichen Leistungsabbaurate eines Menschen wird hier als »Fitness-Diskrepanz« bezeichnet (siehe das gleichnamige Diagramm).

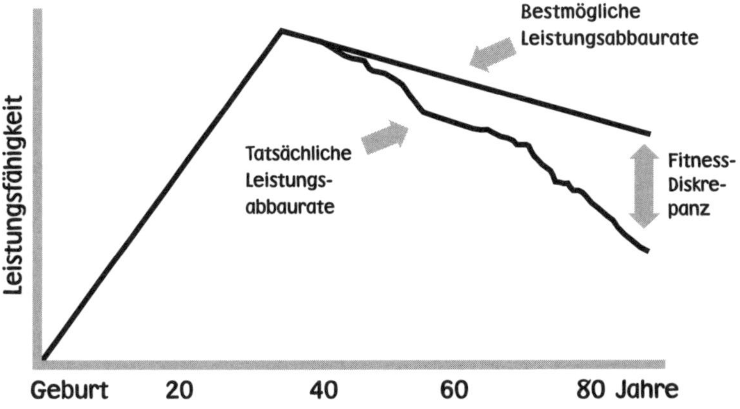

Die Fitness-Diskrepanz

Diese Fitness-Diskrepanz habe ich erstmals in einem Artikel beschrieben, der 1982 im *British Medical Journal* erschien, als ich im Zuge meiner Arbeit mit älteren Menschen in Oxford zu der Schlussfolgerung gelangt war, dass die Gesundheitsprobleme bei vielen durch mangelnde Aktivität und Fitnessverlust verursacht oder verschlimmert wurden.

Die Geschwindigkeit, mit der wir unsere körperliche und geistige Leistungsfähigkeit einbüßen, wird auch von sozialen Faktoren beeinflusst, von den Entscheidungen, die wir hinsichtlich unseres Lebens treffen, und den Belastungen, denen wir ausgesetzt sind.

Menschen, die sich mit Leidenschaft dem Erhalt ihrer Kondition widmen, beispielsweise Tennisprofis, schaffen es oft bis Anfang dreißig, eine Spitzenposition in der Rangliste zu halten. Doch ungefähr in dieser Phase beginnt der altersbedingte Leistungsrückgang, selbst bei einem Vollzeit-Fitnesstraining, auch wenn er anfangs nur vorübergehend zu sein scheint. Ein anschauliches Beispiel ist das Schweizer Tennis-Ass Roger Federer. 2013, als er 32 Jahre alt war, schied der siebenfache Sieger beim Turnier in Wimbledon vorzeitig aus und fiel nach weiteren Niederlagen auf der Weltrangliste zurück, aber mit dem Einzug ins Finale gelang ihm 2015 die Rückkehr zu seiner alten Topform. Der britische Radrennfahrer Bradley Wiggins wurde 2012 im Alter von 31 Jahren Sieger der Tour de France. 2013 gewann der Brite Chris Froome, 27 Jahre alt, die Tour, und der Trainer der Mannschaft erklärte danach: »Es ist unmöglich vorherzusagen, wie oft Chris die Tour noch gewinnen wird, wenn in absehbarer Zeit keine drastischen Veränderungen eintreten, denn er verfügt über alle körperlichen und mentalen Eigenschaften, die man für dieses anspruchsvolle Rennen braucht.« Chris Froome schied 2014 nach zwei Stürzen, bei denen er sich etliche Verletzungen zuzog, vorzeitig aus der Tour de France aus, aber er gewann sie erneut im Alter von 29 Jahren.

Selbst bei professionellen Sportlern setzt also der Alterungsprozess ein, beispielsweise mit einem allmählichen Rückgang der maximalen Herzfrequenz um ein Prozent pro Jahr. Für Spitzenathleten ist dieser Leistungsmesser – die Anzahl der Herzschläge pro Minute, die ein Mensch unter höchstmöglicher körperlicher Anstrengung erreichen kann – von entscheidender Bedeutung. Für die meisten Menschen beginnt der Leistungsabfall jedoch schon früher, da sie einen Lebensstil entwickeln, bei dem körperliche Aktivitäten vernachlässigt werden, weil sie beispielsweise mehr Auto fahren, »sesshaft« werden und sportliche Betätigungen wie das Fußballspielen aufgeben. Im Jahr 2014 veröffentlichte Forschungsergebnisse belegen, dass die Kondition bei etlichen Männern nach der Heirat erheblich litt, in erster Linie infolge einer deutlichen Gewichtszunahme. Bei vielen, die während der Teenagerzeit den Sport aufgegeben und mit dem Rauchen angefangen haben, macht sich der Leistungsabfall erheblich früher bemerkbar.

Sobald der Prozess in Gang gesetzt ist, wird die Leistungsabbaurate auch durch soziale Belastungen be-

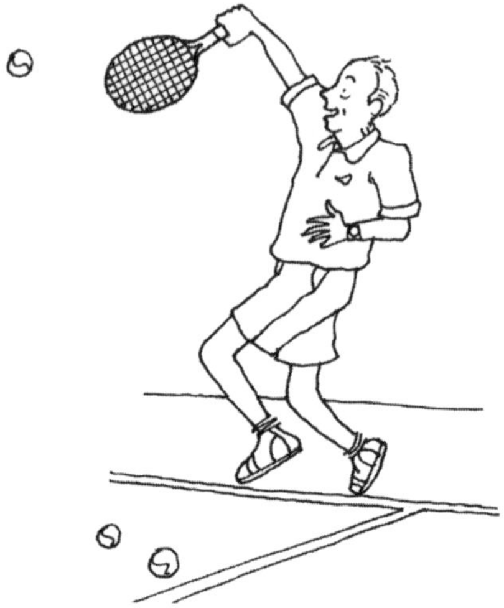

stimmt. Meine erste Stellung im öffentlichen Gesundheitswesen erforderte beispielsweise die Anschaffung eines Autos, während ich vorher ausschließlich mit dem Fahrrad unterwegs war. Und mit dem beruflichen Aufstieg geht oft die Notwendigkeit einher, mehr Zeit für Meetings oder Autofahrten aufzuwenden. Obwohl sich die Einstellung zweifellos gewandelt hat, kann sich noch immer das Gefühl einstellen, es sei – vor allem in gehobenen Positionen – ungehörig, verschwitzt im Büro zu erscheinen, weil man mit dem Rad zur Arbeit gefahren ist.

Was die Fitness-Diskrepanz betrifft, sind zwei Punkte wichtig. Erstens lässt sich die Unfähigkeit, mit achtzig Treppen zu steigen oder rechtzeitig auf die Toilette zu gelangen, nicht immer auf den Alterungsprozess zurückführen, sondern kann allein dem Fitnessverlust geschuldet sein. In jungen Jahren beeinträchtigt ein solcher Mangel nur dann den Lebensstil, wenn man Tennis oder Fußball spielen möchte. Doch später kann er den entscheidenden Unterschied zwischen Abhängigkeit und einem selbstbestimmten Leben bedeuten.

Der zweite wichtige Punkt bedeutet eine gute Neuigkeit: Die Fitness-Diskrepanz lässt sich *in jedem Alter* verringern. Und Sie haben Glück – das Buch zeigt Ihnen, wie Sie Ihre körperliche und geistige Leistungsfähigkeit nachhaltig verbessern. Die Anleitungen dazu finden Sie im 2. Kapitel.

Zu den weiteren schwerwiegenden Faktoren, die sich auf unsere Leistungsfähigkeit auswirken, gehören Krankheiten.

Alter und Krankheit sind zwei Paar Schuhe

Altern ist ein vielschichtiger Prozess, den wir auch heute noch nicht bis in alle Einzelheiten verstehen. Er hat eine genetische Komponente, aber mit einigen wenigen Ausnahmen wird das Risiko einer Erkrankung und damit unsere Lebensdauer in stärkerem Maß vom Lebensstil und von der Umwelt als von unseren Erbanlagen bestimmt.

Wenn wir uns genauer mit den verschiedenen Altersgruppen einer Bevölkerung befassen, fällt auf, dass der Prozentsatz der Menschen, die von Krankheiten verschont bleiben, mit zunehmendem Alter sinkt. Anders ausgedrückt, die Anzahl der neuen Krankheitsfälle nimmt mit dem Alter zu. Dazu kommt, dass auch die Anzahl der Patienten wächst, die nach dem sechzigsten Lebensjahr an mehr als einem Gesundheitsproblem leiden.

Das hat zu der Ansicht geführt, der Alterungsprozess sei für die Erkrankungen verantwortlich, doch das ist ein Trugschluss. Die meisten Gesundheitsprobleme sind das Resultat einer schadstoffbelasteten Umwelt oder eines ungesunden Lebensstils, und je länger man beiden Einflussfaktoren ausgesetzt ist, desto größer ist die Wahrscheinlichkeit, krank zu werden.

Nehmen wir meine eigene Situation als Beispiel. Ich gerate leicht außer Atem, doch das liegt nicht am fortschreitenden Alter, sondern ist mit an Sicherheit grenzender Wahrscheinlichkeit darauf zurückzuführen, dass ich

- in Glasgow aufgewachsen bin, einer »Arbeiterstadt« in Schottland mit viel Schwerindustrie, in der die Luftverschmutzung vor der Einführung des Clean Air Act im Jahr 1956 sehr hoch war,
- Eltern hatte, die beide Raucher waren,
- an Masern mit schwerem Verlauf erkrankte, bevor es Antibiotika zur Vorbeugung von Komplikationen gab, und
- im Alter von 67 Jahren einen leichten Herzinfarkt hatte.

Doch unterm Strich kann ich mich glücklich schätzen, dass ich trotz meiner Kurzatmigkeit noch in der Lage bin, mit dem Fahrrad die knapp 5 Kilometer zur U-Bahn-Station zu radeln. Die einzige Möglichkeit sicherzugehen, dass man sämtliche Krankheiten vermeidet, die in dieser Altersgruppe vorkommen – der einzige absolut zuverlässige Schritt –, besteht darin, gar nicht erst alt zu werden!

Kurz gesagt, es gibt drei wichtige Punkte, die für die Beziehung zwischen Krankheit und Alterungsprozess charakteristisch sind:

- *Krankheitsprävention:* Sie ist ein wirksames Mittel, um fit zu bleiben. Das gilt nicht nur für junge Leute, sondern vor allem für Fünfzig-, Sechzig- und Siebzigjährige. Selbst mit siebzig ist es noch möglich, Gesundheitsprobleme durch vorbeugende Maßnahmen hinauszuzögern oder sogar ganz zu vermeiden, indem man beispielsweise mit dem Rauchen aufhört oder das Körpergewicht senkt.
- *Ein wenig Glück:* Einige Menschen entwickeln Krankheiten, obwohl keine Risikofaktoren vorliegen!
- *Überzeugungen und die innere Einstellung zum Thema »Gesundheit und Altern«:* Sie spielen eine wichtige Rolle bei der Krankheitsprävention und Verbesserung der körperlichen und geistigen Fitness.

Im 3. Kapitel werden Strategien beschrieben, die zur Verringerung des Krankheitsrisikos beitragen; und im

4. Kapitel finden Sie Orientierungshilfen bei der Wahl der gesundheitsfördernden Aktivitäten, die auf Ihre persönlichen Bedürfnisse zugeschnitten sind.

Ihre Überzeugungen fallen ins Gewicht

Abgesehen vom dreigleisigen Angriff durch Altern, Krankheit und Fitnessverlust gibt es noch ein viertes Element, das Einfluss auf Gesundheit und Wohlbefinden hat: die sozialen und psychischen Folgen des Alterns. Viele glauben, dass der Alterungsprozess in dem Moment beginnt, in dem sie langsamer und vorsichtiger werden, das Interesse am Weltgeschehen oder an ihrem sozialen Umfeld verlieren, stärker in der Vergangenheit verhaftet sind und »der guten alten Zeit« nachtrauern. Wir alle kennen Leute, die dieser Beschreibung entsprechen, aber vermutlich war ihre Einstellung zum Leben schon immer negativ und pessimistisch. Hinzu kommt, dass einige der Veränderungen, die sich bemerkbar machen, und die gedrückte Stimmungslage, die damit verbunden sein kann, häufig auf eine übermäßige Beeinflussung durch die vorherrschenden negativen Klischeevorstellungen vom Alter zurückzuführen sind.

Doch das muss nicht so sein. Warum sollen wir uns in unserem Lebensgefühl von einer längst überholten Sichtweise auf die ältere Generation beeinträchtigen lassen? Es ist an der Zeit, die Initiative zu ergreifen, aktiv zu werden! Der Lebensabend ist in Wirklichkeit weit mehr als ein Geduldsspiel – die degenerativen Erscheinungen sind keineswegs unvermeidlich! Fakt ist: Je älter wir werden, desto größer ist die Notwendigkeit, eine bejahende Lebenseinstellung und positive Handlungsstrategien zu entwickeln.

Das Siebziger-Manifest

Dieses Buch ist ein Appell! Sie sind aufgefordert, mental und körperlich aktiver zu werden. Bringen Sie sich stärker in Ihre soziale Gemeinschaft ein. Wenn Sie anderen Beistand leisten, helfen Sie sich letztlich selbst, Ihren Gesundheitszustand zu verbessern. Bei vielen Menschen erfordert das einen radikalen Wandel der Haltung oder Einstellung, wobei der Begriff »Haltung« keines Attributs bedarf. Es heißt beispielsweise, dass jemand eine positive oder optimistische Haltung hat, während das Wort auch ohne zusätzliches Adjektiv eine positive Weltsicht und die Fähigkeit impliziert, »Haltung« zu zeigen und die eigenen Wünsche und Bedürfnisse durchzusetzen – ein Recht, das nicht verhandelbar ist. Mit siebzig sollten wir bestrebt sein, uns ein wenig mehr von dieser Einstellung anzueignen!

Und schließlich brauchen Sie auch ein wenig Glück. Der Ausnahmepianist Menahem Pressler hielt es nach eigener Aussage für reines Glück, dass er trotz seines hohen Alters noch imstande ist, weltweit Klavierkonzerte zu geben – nicht nur Glück mit seinen Genen (er braucht immer noch keine Brille), sondern auch das Glück, »die Musik zu haben, die meinem Leben Sinn verleiht«. Wir können nicht alle ein Instrument mit bühnenreifer Perfektion spielen, aber wir sind durchaus in der Lage, unserem Leben einen Sinn zu geben – indem wir beispielsweise unsere Enkelkinder, andere Familienangehörige oder Freunde mit Rat und Tat unterstützen oder einer ehrenamtlichen oder bezahlten Tätigkeit nachgehen, um das Einkommen aufzubessern. Für Pressler leitet sich das größte Glück nicht aus seinen Konzerten in ausverkauften Hallen her, sondern aus seiner Lehrtätigkeit an einer Musikhochschule. Jeder ist seines Glückes Schmied, besagt eine alte Volksweisheit. Im 5. Kapitel wird betont, wie wichtig es ist, den Sinn des Lebens zu entdecken.

Deshalb sollten Sie beschließen, dass heute der Tag ist, an dem Sie Veränderungen einleiten – werfen Sie dabei einen Blick auf die Empfehlungen in diesem Buch, auch wenn es Ihnen nicht gelingt, alle gleichzeitig umzusetzen. Selbst kleine Veränderungen können einen großen Unterschied für Ihre körperliche und geistige Fitness, Ihr äußeres Erscheinungsbild und Ihre innere Einstellung bewirken, wenn Sie das nächste Kapitel Ihres Lebens beginnen!

2

Mehr Fitness, weniger Sorgen!

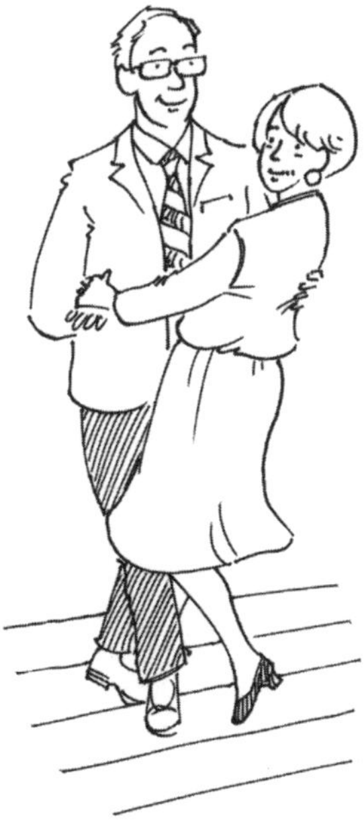

Wer rastet, der rostet

»Fitness« – welche Bilder beschwört dieser Begriff herauf? Hautenge Sportbekleidung aus synthetischen Kunstfasern, Fitnessstudio, Gewichte stemmen, Schweiß in Strömen? Diese Vorstellungen empfinden viele von uns als abschreckend, aber Fitness ist nicht nur für »junge« Leute erstrebenswert. Wie wir im 1. Kapitel gesehen haben, ist eine gute körperliche Kondition mit siebzig plus weitaus wichtiger als mit zwanzig. Die junge Generation muss nur an Fitness denken, wenn sie sich sportlich betätigen möchte, für alle Siebzigjährigen ist es aber unerlässlich, sich auf Fitness zu *fokussieren*.

Resümee von Kapitel 1

- Es gibt nur zwei Lebensphasen: die Wachstums- und Entwicklungsphase sowie die Phase des graduellen Leistungsabbaus.
- Für die meisten von uns wird das Alter, in dem die Abbauphase beginnt, nicht vom biologischen Alterungsprozess bestimmt, sondern von sozialen Faktoren, die unser Verhalten prägen.
- Die motorischen Fähigkeiten werden – gleich, in welchem Alter – nicht nur durch die Auswirkungen des Alterungsprozesses, sondern auch durch

die Kondition beeinflusst, genauer gesagt, durch die Fitness-Diskrepanz: den Unterschied zwischen der optimalen und der tatsächlichen Leistungsabbaurate.

Viele der bis zu 75-Jährigen haben ihre motorischen Fähigkeiten erhalten und können noch alles tun, wonach ihnen der Sinn steht – beispielsweise Treppen steigen oder sich bücken, um die Schuhe zuzubinden. Aber wir sollten alle vorausdenken.

Mit achtzig erhält Fitness eine zentrale Bedeutung, denn sie entscheidet darüber, ob wir in der Lage sind, uns ohne Hilfe anzukleiden oder beizeiten die Toilette zu erreichen, wenn die Natur ihr Recht einfordert. Der Stellenwert, der dem Thema »Fitness« zukommt, wurde inzwischen auch von der Ärzteschaft anerkannt.

In den Achtzigerjahren arbeitete ich an einer Studie mit, die den Kenntnisstand von Medizinstudenten hinsichtlich der Vorteile regelmäßiger körperlicher Bewegung im Alter überprüfte und ihn mit ihrem Wissen auf dem Gebiet der Ernährung verglich. Die Wissenslücken waren beklagenswert, und deshalb veröffentlichten wir die Risiken des Bewegungsmangels und unsere Empfehlungen in einem Kapitel meines Buches *Prevention of Disease in the Elderly* (etwa »Krankheitsprävention im Alter«). Wir deckten dabei die gesamte Altersskala vom sechzigsten Lebensjahr aufwärts ab, aber es kristallisierte sich bald heraus, dass sich die meisten schwerwiegenden Gesundheitsprobleme, vor allem solche, die zu einer Abhängigkeit von fremder Hilfe führten, mit achtzig und neunzig bemerkbar machen. Sie treten häufig als Folge einer Erkrankung auf, in Verbindung mit einem progressiven Fitnessverlust, der mit zwanzig beginnt. Mit der Gesundheit geht es gleichwohl noch schneller bergab, wenn man sich nicht ausreichend bewegt. Solche Probleme enden oft mit der Einweisung in eine Pflegeeinrichtung oder der Versorgung durch einen ambulanten Pflegedienst.

Wir haben darauf verzichtet, die Studie zu wiederholen, aber ich glaube, der Unterschied zum Kenntnisstand der heutigen Medizinstudenten wäre nicht sehr groß. Es stimmt, dass Ärzte und andere Experten im Gesundheitswesen aktiver als vor dreißig Jahren sind und die Vorteile von körperlicher Bewegung und Fitness für sich selbst genießen, aber viele verordnen nach wie vor ausschließlich Medikamente, statt ihren Patienten zu empfehlen, sich gleichzeitig eine regelmäßige sportliche Betätigung zu suchen.

Das ändert sich allmählich. Kardiologen vergewissern sich heute, dass schon am Tag nach einem Herzinfarkt spezielle Übungen gezeigt werden. Geriater wissen, dass es mit achtzig zwar schwieriger, aber dennoch möglich ist, »verlorene« Fähigkeiten zurückzugewinnen, beispielsweise das Gleichgewicht wiederzufinden, wenn man stolpert, oder rascher zu gehen, um rechtzeitig die Toilette zu erreichen. Das geht auch noch mit neunzig (und darüber hinaus).

Die geriatrische Fachrichtung tauchte vor rund fünfzig Jahren auf, als eine Gruppe von Ärzten entschied, dass es falsch wäre, betagte Patienten abzuschreiben, die an mehr als einem Gesundheitsproblem leiden – wie es bei anderen Fachärzten gang und gäbe war. Sie waren überzeugt, dass es sinnvoll sei, ihnen nicht nur medizinische Fürsorge angedeihen zu lassen, sondern ihnen auch dabei zu helfen, ihre einstigen Fähigkeiten wiederzuerlangen. Das war damals eine ganz neue Philosophie. Heute arbeiten die sogenannten Altersmediziner in erster Linie mit Achtzig- und Neunzigjährigen, aber ihr Einfluss auf die Medizin ist groß.

Ein Projekt aus dem Jahr 2014 stellte fest, dass Menschen mit überwiegend sitzender Lebensweise und eingeschränkter Beweglichkeit erhebliche Verbesserungen ihrer Mobilität und Eigenständigkeit erzielten, sobald sie an einem Übungsprogramm in den häuslichen vier Wänden teilnahmen. Wenn Sie mit fünfzig, sechzig und siebzig aktiv werden, um Ihre Fitness Jahr für Jahr zu steigern, erreichen Sie das achtzigste und neunzigste Lebensjahr in einem wesentlich besseren körperlichen und mentalen Zustand. Es gibt keine Garantie, dass Fitnesstraining Ihre Lebensdauer verlängert, aber die meisten von uns streben kein längeres Leben um jeden Preis an – ohne Berücksichtigung der Lebensqualität –, sondern eine kürzere Periode der Gebrechlichkeit und Abhängigkeit am Ende, mit einem sanften Tod, um ein gutes, sprich gelungenes Leben abzurunden.

Auch wenn Sie unter langfristigen Gesundheitsproblemen wie einer Herz- oder Krebserkrankung leiden, ist Fitness wichtig, genauer gesagt, noch wichtiger als jemals zuvor. Da eine Krankheit die Fähigkeit beeinträchtigt, aktiv zu bleiben, kann sich die körperliche Kondition infolgedessen noch schneller verschlechtern. Eine Herzerkrankung ist die einzige Krankheit, bei der sportliche Betätigung, vor allem intensives Training, ein Risiko birgt. Wenn Sie an einer Herzkrankheit leiden, sollten Sie gemeinsam mit Ihrem behandelnden Arzt die Risiken sportlicher Aktivitäten gegen die Risiken des Bewegungsmangels abwägen. In der »guten alten Zeit« war es üblich, in solchen Fällen Ruhe zu verordnen, doch heute befürwortet – und verordnet – man zunehmend einen aktiven Lebensstil. In den meisten Kliniken erhalten Herzpatienten vor der Entlassung eine physiotherapeutische Beratung oder Behandlung, und es wird erwartet, dass sie sich um einen Platz in einer Reha-Klinik bemühen, ambulante Therapien in Anspruch nehmen oder in einem Fitnesscenter einfinden, um den Genesungsprozess voranzutreiben.

Jede Krankheit verursacht andere Beschwerden. Wenn Sie beispielsweise einen Schlaganfall hatten oder an einer schweren Arthritis leiden, werden bestimmte Bewegungen schwieriger. Physiotherapeuten sind darin geschult, Menschen mit körperlichen Beeinträchtigungen zu mobilisieren. Sie stellen ein Übungsprogramm zusammen, das dazu beiträgt, Kraft, Ausdauer, Beweglichkeit und Leistungsfähigkeit wiederzugewinnen, nicht nur während der physiotherapeutischen Behandlung, sondern

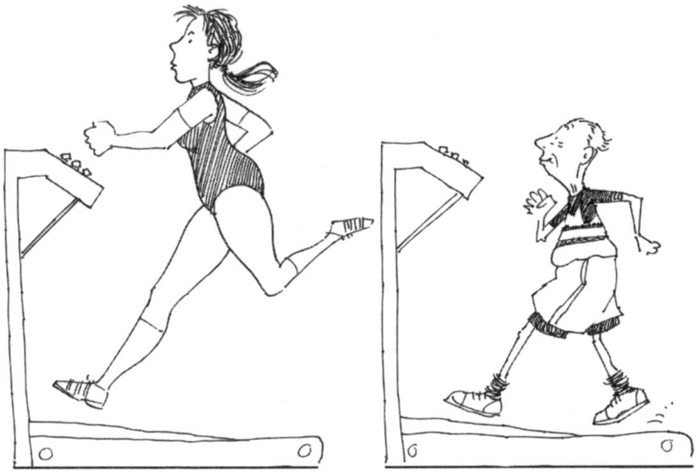

auch für den Rest des Lebens. Fitnesstraining hat sich als eine wirkungsmächtige Therapie erwiesen.

Was bedeutet Fitness?

Sie können sich eine ungefähre Vorstellung davon machen, was Fitness bedeutet, wenn Sie Ihren Puls messen, während Sie sitzen und diese Zeilen lesen. Je niedriger der Puls, desto besser sind Sie in Form – im Allgemeinen. Doch für sich allein genommen ist das kein zuverlässiger Maßstab, da einige Krankheiten und verschreibungspflichtige Medikamente die Herzfrequenz verlangsamen. Aus diesem Grund lässt sich Fitness am besten an der Intensität der »Belastung« ablesen, wenn der Körper zusätzliche Arbeit leisten muss, beispielsweise eine Treppe hinauflaufen oder einen Hügel erklimmen. Wie gut Sie tatsächlich in Form sind, zeigt sich erst dann, wenn es Aufgaben zu bewältigen gilt, die nicht ständig anfallen. Je besser Ihre Kondition, desto besser fühlen Sie sich dabei, und umso weniger Anpassungen muss Ihr Körper vornehmen, um die physischen und psychischen Herausforderungen zu bewältigen.

Aber keine Sorge – gleich, ob Sie zu den Wochenend-Bergsteigern oder zu den Menschen gehören, denen bereits vor einem Fußmarsch zum nächsten Supermarkt graut, die gute Nachricht ist, dass die körperliche Kondition in jedem Alter verbessert und die Fitness-Diskrepanz somit verringert werden kann.

Der Schlüssel zum Erfolg besteht darin, jetzt fitter zu werden, wenn Sie siebzig plus sind, und damit ein tragfähiges Fundament für die kommenden Jahrzehnte zu errichten, in denen die körperliche und geistige Verfassung eine lebenswichtige Bedeutung erhält.

Das Fünf-Aspekte-Fitness-programm

Auch wenn es auf der Hand liegt, möchte ich wiederholen, wie entscheidend regelmäßige körperliche Bewegung mit siebzig plus dazu beiträgt, dass Sie sich mit achtzig und darüber hinaus besser fühlen. Fitness setzt sich aus fünf Aspekten zusammen:

- Ausdauer,
- Kraft,
- Gleichgewicht,
- Beweglichkeit und
- Mentaltraining.

Ich kann Empfehlungen aussprechen, aber es ist an *Ihnen*, sie umzusetzen. Hier ein kurzer Überblick über die Zeit, die Sie für die Fitnessübungen einrechnen müssen:

- gute 10 Minuten am Tag für Ausdauer-, Beweglichkeits- und Gleichgewichtstraining,
- drei längere Übungseinheiten pro Woche, zum Beispiel ein flotter Spaziergang, Radfahren oder Tanzen, wobei der Aspekt der Ausdauer im Mittelpunkt stehen sollte, und
- einmal täglich ein mentales Workout.

Mit dieser Investition Ihrer Zeit erzielen Sie nicht nur langfristig eine fantastische Rendite, sondern auch unmittelbare Vorteile. Regelmäßige sportliche Aktivitäten haben zur Folge, dass Sie sich unverzüglich besser fühlen, und die Risiken, die durch eine Steigerung der körperlichen Bewegung entstehen, sind äußerst gering.

Ist das Fitnesstraining völlig unbedenklich?

Es gibt kein Gesundheitsproblem, das sich durch maßvolle sportliche Aktivitäten zu verschlimmern droht – das gilt auch für Herzerkrankungen, bei denen noch vor fünfzig Jahren »Ruhe« verordnet wurde (teilweise deshalb, weil damals noch keine anderen wirksamen Therapien zur Verfügung standen). Heute empfehlen die Ärzte eine regelmäßige sportliche Betätigung als unverzichtbaren Bestandteil eines Genesungsprogramms. Das gilt nicht nur für die Kardiologen, sondern auch für Onkologen und namhafte Dachverbände, Patientenorganisationen und Selbsthilfegruppen. Sie bilden die Speerspitze der Initiative, körperliche Aktivität als Erfolgsrezept in der ärztlichen Praxis und Selbstfürsorge zu verankern. Sprechen Sie Ihren Hausarzt oder Apotheker darauf an, wenn Sie das nächste Mal ein Rezept abholen beziehungsweise einlösen.

Die Ausdauer erhöhen

Ausdauer ist in erster Linie das Ergebnis einer reibungslosen Zusammenarbeit zwischen Herz, Lunge und Muskulatur, gleich ob beim Laufen, Radfahren oder Rasenmähen! Eine gute Ausdauer zu haben bedeutet, dass man in der Lage ist, auch einen zusätzlichen Bedarf an Sauerstoff problemlos zu decken, wenn man beispielsweise Treppen steigt.

Die beste Möglichkeit, Ausdauer aufzubauen und auf hohem Niveau zu halten, besteht darin, häufiger zu Fuß

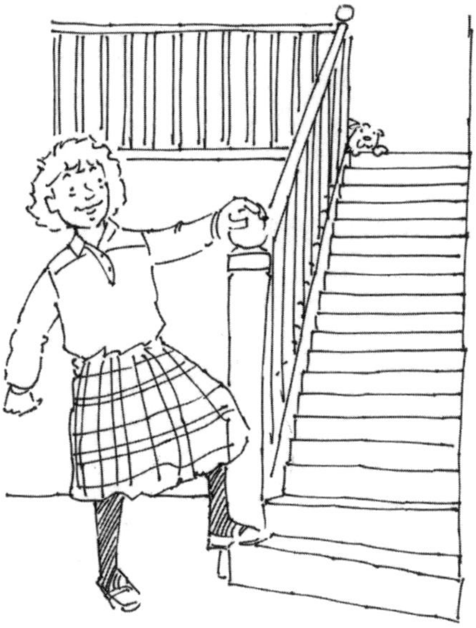

zu gehen und sich jeden Tag ein wenig außer Atem zu bringen, indem Sie sich beispielsweise entscheiden, die Treppe statt den Aufzug zu nehmen. Die Gründer der britischen Firma »StepJockey« ermutigen ihre Mitarbeiter, ihre Fitness zu verbessern, indem sie auf Plakaten neben den Aufzügen anzeigen, wie viele Kalorien sie verbrennen, wenn sie die Treppe hinauf- und hinuntergehen. Benutzen auch Sie so oft wie möglich die Treppe statt des Aufzugs, zumindest auf Ihrem Weg nach oben (viele Leute mit Knieproblemen steigen nur in den Lift, um abwärts zu fahren). Verfassen Sie eine Resolution, einen Beschluss, den Sie schriftlich festlegen, um Ihre guten Vorsätze zu untermauern (siehe das Muster im Kasten).

Resolution

- Von jetzt an werde ich an mindestens fünf Tagen in der Woche zu Fuß gehen oder Rad fahren, um meine Atemfrequenz zu erhöhen, jedoch in einem Tempo, bei dem ich mich noch unterhalten könnte.
- Und ich werde mich mindestens einmal in der Woche beim Tanzen, Tennisspielen, Kegeln, Golfen oder mit anderen körperlichen Aktivitäten außer Atem bringen.

Traditionsgemäß wird von den Experten ein flotter Spaziergang von einer halben Stunde empfohlen, ein gutes Ausdauertraining, das Sie nach Möglichkeit jeden Tag, aber mindestens fünfmal in der Woche absolvieren sollten. Zeitmangel ist keine Entschuldigung, sportliche Aktivitäten zu meiden, denn selbst wenn Sie noch berufstätig und mit allen Ihren Aufgaben voll ausgelastet sein sollten, können Sie Ihren Tagesablauf so umgestalten, dass Raum für mehr Bewegung bleibt, indem Sie beispielsweise Ihr Auto in größerer Entfernung vom Arbeitsplatz parken. Es gibt natürlich Gesundheitsprobleme, die keine langen Fußmärsche zulassen. Zum Glück interessiert sich die Forschung zunehmend für die Vorteile eines kürzeren, hochintensiven Trainings, »HIT« genannt, ein Prinzip, das im Juli 2014 mit einer übertrieben optimistischen Schlagzeile in der britischen

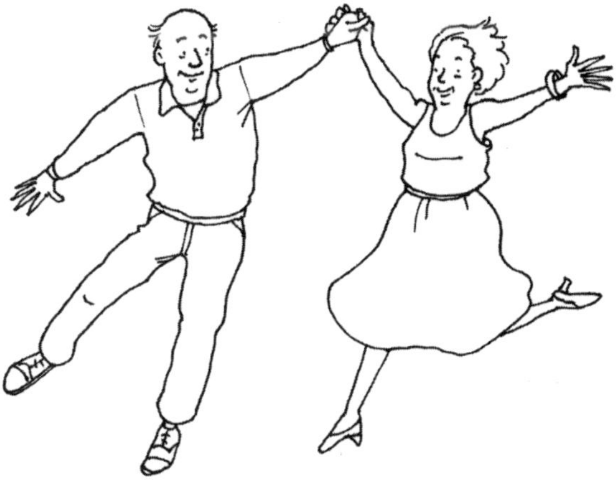

Boulevardzeitung *Daily Express* für Aufsehen sorgte: »2 Minuten Training pro Woche kann den Alterungsprozess aufhalten.«

Die Studie, die sich hinter diesem Aufmacher verbirgt, deutet darauf hin, dass die Herausforderung für ältere Menschen weniger in der Fähigkeit besteht, einen Spaziergang von einer halben Stunde in gemäßigtem Tempo zu bewältigen, sondern sich schnell zu bewegen, wenn dies erforderlich ist.

Das Ziel von 30 Minuten hat den Nachteil, dass es für jemanden, der neunzig ist, unerreichbar und furchteinflößend sein kann. Dennoch sollte man – gleich, in welchem Alter – bestrebt sein, die eigene Fitness zu verbessern, denn selbst ein regelmäßiges Training von nur 10 Minuten Dauer und gemäßigter Intensität ist besser als keinerlei sportliche Betätigung.

Doch was genau versteht man unter einem Training von gemäßigter Intensität? Das können nur Sie selbst entscheiden, wenn Sie die Trainingswirkung auf Ihren Organismus beobachten. Der beste Indikator ist Ihre Atmung. Schlendern, dabei die Aussicht bewundern und stehen bleiben, sobald Sie auch nur ansatzweise außer Atem geraten, ist eine völlig annehmbare Möglichkeit, Ihre Zeit zu verbringen, aber die physische Fitness verbessert sich dadurch nicht. Sie müssen schon ein wenig Tempo zulegen, um eine spürbare Veränderung der Atemfrequenz zu erreichen, nicht so viel, dass Sie nur noch hecheln und kein Wort mehr herausbringen, aber genug, um wahrzunehmen, dass Sie Ihren Körper fordern oder, anders ausgedrückt, dass Sie sich selbst etwas Gutes tun. Wenn Sie merken, dass Sie schneller atmen, erhöht sich auch Ihre Herzfrequenz. Und keine Sorge – es besteht keine Notwendigkeit, beim Gehen Ihren Puls zu messen, denn damit würden Sie möglicherweise gut gemeinte, aber nervige Erkundigungen von Passanten mit Helfersyndrom heraufbeschwören …

Früher lautete die Botschaft, eine halbe Stunde Training in Form von Laufen, Radfahren oder Schwimmen sei zur Verbesserung der Ausdauer optimal, doch inzwischen ist klar, dass man ab dem siebzigsten Lebensjahr wie gesagt auch dann von regelmäßigen körperlichen Aktivitäten profitiert, wenn sie nur 10 Minuten in Anspruch nehmen. Der Trick besteht darin, sie in den Alltag zu integrieren, damit sie nicht als lästige »Pflicht« empfunden werden – auch kleine Dinge können einen großen Unterschied bewirken –, indem Sie sich beispielsweise angewöhnen, zwei Treppenstufen auf einmal zu nehmen oder beim Busfahren zwei oder drei Haltestellen früher auszusteigen.

Das gehört alles zur Ausdauer. Ihre Devise, die Sie wie ein Mantra wiederholen sollten, lautet also: »Aufraffen, raus aus dem Haus und an drei Tagen in der Woche meine Atem- und Herzfrequenz auf Touren bringen!« Sportliche Aktivitäten machen Spaß, wenn man sich aus freien Stücken dafür entscheidet. Sich ins Fitnessstudio zu begeben und sich auf dem Laufband abzuplagen, während die Minuten im Schneckentempo vergehen, kann stumpfsinnig sein. Da stimme ich Ihnen absolut zu. Aber es gibt ja noch andere Möglichkeiten. Lassen Sie Ihrer Fantasie freien Lauf! Gehen Sie mit Ihrem Hund Gassi (oder »leihen« Sie sich einen von Freunden). Probieren Sie eine neue Sportart aus – falls Sie sich beispielsweise immer eingebildet haben, Sie müssten unbedingt Tennis spielen lernen, ist es jetzt an der Zeit! Wenn Sie bereits Tennis spielen, könnten Sie sich Trainerstunden als Geschenk wünschen und versuchen, Ihre Spieltechnik zu verbessern oder sich schneller auf dem Platz zu bewegen. Denken Sie daran: Gleich, ob Sie zur U-Bahn-Station radeln, schwimmen gehen, in flottem Tempo zum Supermarkt marschieren und die Einkaufstüten nach Hause tragen oder mit Freunden tanzen oder kegeln gehen, körperliche Bewegung ist keine Strafe! Aktiv sein, an die frische Luft gehen, Freunde treffen und Sport treiben – das alles macht Spaß!

Fit wie ein Turnschuh

Gehen ist eine gute, leichte, gesundheitlich unbedenkliche und erschwingliche Möglichkeit, dem Verlust der körperlichen Leistungsfähigkeit vorzubeugen und die Kondition zu stärken. Deshalb habe ich einige Tipps für Sie zusammengestellt, die dazu dienen, Ihre Fitness zu verbessern.

Wir kämpfen heute gegen eine »Volkskrankheit« von epidemischen Ausmaßen: die sitzende Lebensweise. Gleichzeitig essen wir viel mehr und reichhaltiger als früher. Und wir setzen unseren Körper immer weniger in Bewegung – wir hocken im Auto, hocken stundenlang am Arbeitsplatz, hocken mit Freunden zusammen, hocken vor dem Fernseher. Deshalb sollten Sie unbedingt den bisherigen Empfehlungen folgen, aktiv werden und die einfachste Schutzmaßnahme ergreifen, die es gibt: gehen.

Gehen ist die kurzweiligste und beste Form der sportlichen Betätigung, und sie kostet nichts! Bei einem Spaziergang härten Sie sich gegen Wind und Wetter ab und bringen den Körper in Schwung. Gehen Sie zu Fuß in den Park, zum Einkaufen, zur Post, zur Bank. Nehmen Sie eine Freundin oder einen Freund mit oder machen Sie sich allein »auf die Socken«. Nutzen Sie die Zeit, um Anrufe zu erledigen, Textnachrichten zu lesen oder zu beantworten oder Musik auf Ihrem Smartphone zu hören – sehen Sie darin eine willkommene »Auszeit«. Wie immer

Sie diese auch gestalten, machen Sie sich bewusst, dass Sie beim Gehen vor allem Kraft in der Muskulatur der unteren Extremitäten aufbauen und die Ausdauer erhöhen, also diejenigen Fitnessaspekte abdecken, die Ihnen sportliche Aktivitäten, Gartenarbeit oder einen Dauerlauf zum Bus ermöglichen, ohne in Atemnot zu geraten. Denken Sie aber auch an die anderen Elemente unseres Fitnessprogramms, mit denen Sie die Kraftleistung des Oberkörpers steigern, das Gleichgewicht stärken und die Beweglichkeit fördern! Wie bereits gesagt, tun Sie sich schon mit einem flotten Spaziergang von nur 10 Minuten Dauer etwas Gutes, den Sie aber möglichst auf eine halbe Stunde pro Tag ausdehnen sollten:

- Wenn Ihnen beispielsweise die Zeit dazu fehlt, weil Sie zum Enkelkinderhüten (an sich schon ein bewährtes Gegenmittel zum vielen Sitzen) mit dem Auto fahren müssen, können Sie die halbe Stunde notfalls auch in zwei Hälften unterteilen. Parken Sie zum Beispiel eine Viertelstunde Fußmarsch entfernt statt so nah wie möglich an Ihrem Zielort.
- Benutzen Sie so oft wie möglich öffentliche Verkehrsmittel. Gehen Sie zu Fuß zur Bushaltestelle, und steigen Sie drei Haltestellen früher aus.
- Wenn Sie nur 10 Minuten erübrigen können, ist auch das in Ordnung – versuchen Sie, dreimal am Tag 10 Minuten spazieren zu gehen. Sobald Sie Buch darüber führen, beginnen Sie automatisch,

in solchen Kategorien zu denken. Gehen Sie beispielsweise 10 Minuten nach dem Frühstück, 10 Minuten nach dem Mittagessen und 10 Minuten am Abend spazieren. Entwickeln Sie daraus eine Gewohnheit, die Ihnen in Fleisch und Blut übergeht und der Sie Tag für Tag gern frönen.

Überlegen Sie genau, was Sie an den Füßen tragen – bequemes Schuhwerk ist ein absolutes Muss. Es gibt Schuhe, in denen Sie nicht nur gut laufen, sondern auch gut aussehen, sodass Sie auf klobige Stiefel verzichten können (es sei denn, Sie gehen im Matsch oder zum Bergsteigen).

Aufrecht gehen

Wir wissen alle, wie man beim Gehen einen Schritt vor den anderen setzt, aber oft vergessen wir dabei die Körperhaltung. Wir sollten versuchen, uns die vorgebeugte, schlechte Haltung abzugewöhnen, die weit verbreitet ist und oft zu einem typischen Merkmal älterer Menschen abgestempelt wird, wenn es beispielsweise heißt, dass »die buckligen alten Tattergreise im Schneckentempo die Straße überqueren« und damit die Autofahrer zur Weißglut bringen. Es kann leicht passieren, dass wir beim Gehen eine schiefe Haltung einnehmen, den Kopf wie eine Schildkröte hängen und die Schultern nach vorn fallen lassen. Wichtig ist, dass Sie sich diese Fehlhaltung immer wieder aufs Neue bewusst machen. Achten Sie darauf, nicht das Kinn vorzuschieben wie die Karikatur eines Wachpostens vor dem Buckingham Palace, dessen Pelzmütze von einem Kinnriemen fixiert wird. Stellen Sie sich einfach vor, dass am höchsten Punkt Ihres Kopfes eine Schnur befestigt ist, die Sie senkrecht nach oben zieht. Nehmen Sie jetzt nur noch die Schultern zurück, und schon haben Sie eine gute, aufrechte Haltung eingenommen. Oft bitte ich die regelmäßigen Begleiter bei meinen Spaziergängen, mich von der Seite anzustupsen und mich mit der Aufforderung »Haltung, Haltung, Haltung!« darauf hinzuweisen, wenn ich in den Schildkrötenmodus abgleite.

Gehen mit einem Stock oder mit zweien

Ein Stock wird oft als Zeichen von Gebrechlichkeit betrachtet, doch das ist nicht immer der Fall – bei Wanderungen wird schon seit jeher ein zuverlässiger Wanderstab mitgeführt, ein Brauch, der heute wieder in Mode gekommen ist. »Nordic Walking« lautet der Name einer Ausdauersportart, bei der das schnelle, rhythmische Gehen durch zwei gute Stöcke unterstützt wird, eine abgewandelte Version der Skistöcke mit einer Gummikappe an den Spitzen. Wünschen Sie sich doch einen Wanderstock oder ein Paar Nordic-Walking-Stöcke zum Geburtstag, die Sie mit Stolz benutzen. Sie verringern die Sturzgefahr, erhöhen die Anzahl der Kalorien, die Sie verbrennen, verbessern die Körperhaltung und stellen ein wirksames Mittel dar, um sich gegen aggressive Hunde zur Wehr zu setzen!

Fokussieren

Richten Sie den Blick während Ihrer regelmäßigen flotten Spaziergänge zumindest für eine bestimmte Zeit, sagen wir 10 Minuten, auf einen bestimmten Punkt. Fokussieren Sie Ihre Aufmerksamkeit auf diesen Punkt, auf Ihre Körperhaltung und auf Ihre Atmung. Lassen Sie alle anderen Gedanken und Sorgen los, genießen Sie es, einfach nur »zu sein«. Machen Sie diese Zeit, in der Sie abschalten, an einigen Landmarken fest, beispielsweise an zwei Bäumen, sodass Sie wissen, wann es an der Zeit für diese Art der Achtsamkeitsmeditation ist. Machen Sie die Übung nach Möglichkeit jeden Tag auf der gleichen Wegstrecke, sodass sie ein fester Bestandteil Ihres mentalen Gesundheitsprogramms wird (siehe auch im 3. Kapitel den Abschnitt »Förderung und Erhalt der mentalen Leistungsfähigkeit« und im 5. Kapitel »Was Sie tun können, um bedrückende Gedanken im Zaum zu halten«).

Raus in die wunderbare Natur

Wenn möglich, sollten Sie regelmäßig einen Spaziergang in freier Natur machen. Das lässt sich nicht immer bewerkstelligen, aber auch eine Runde im nächstgelegenen Park reicht aus, um ein wenig Ruhe in Ihren Tag zu bringen.

Wir kommen oft ins Schwitzen, doch ist es auch wichtig, mindestens 10 Minuten am Tag an drei der anderen zuvor erwähnten Aspekte des Fitnessprogramms zu arbeiten: Kraft, Beweglichkeit und Gleichgewicht …

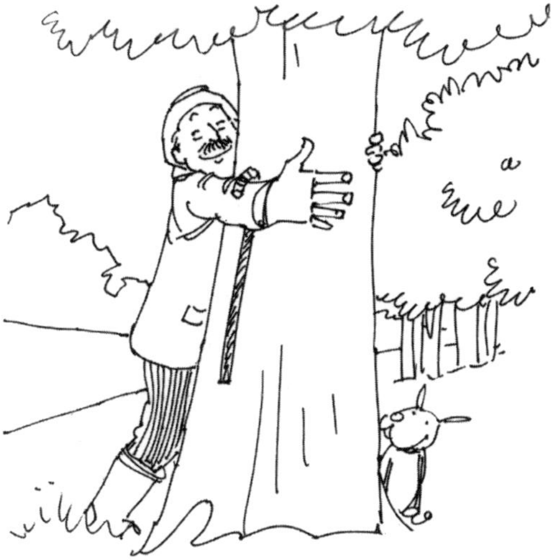

Kraft aufbauen

Mit ein wenig Glück haben Ihnen kluge Freunde eine Fitnessausrüstung zum siebzigsten Geburtstag geschenkt; wenn nicht, sollten Sie die Anschaffung von zwei Sportprodukten in Erwägung ziehen, die Förderung und Erhalt Ihrer Muskelstärke unterstützen:

- *Ein Paar Hanteln von 1, 3 oder 5 Kilogramm Gewicht – oder gleich alle drei –:* Sie sind in jedem Sportgeschäft oder übers Internet erhältlich. Gewichte sind optimal, um die oberen Extremitäten, Unterarme, Oberarme und Schultern zu kräftigen. Es geht nicht darum, die Muskeln aufzupumpen – Ihr Körper nimmt nicht über Nacht die Formen eines Bodybuilders vom Kaliber eines Arnold Schwarzeneggers an –, sondern die

Muskelkraft zu erhöhen, was für Frauen und Männer gleichermaßen wichtig ist (nachfolgend finden Sie einige ausführliche Anleitungen zu den Übungen für das Krafttraining (siehe »Übungen zur Stärkung der oberen Extremitäten«).

- *Thera-Band (oder Übungsband):* Hier handelt es sich um ein langes, starkes elastisches Latexband, das ebenfalls in jedem Sportgeschäft oder übers Internet erhältlich ist. Man kann mit einem Thera-Band fast alle Übungen machen, die mit Gewichten möglich sind, und sie lassen sich erheblich leichter einpacken und mitnehmen! Im Internet finden Sie viele Übungsvideos, oder Sie stellen sich Ihr eigenes Programm zusammen. Anregungen finden Sie ebenfalls im Abschnitt »Übungen zur Stärkung der oberen Extremitäten«.

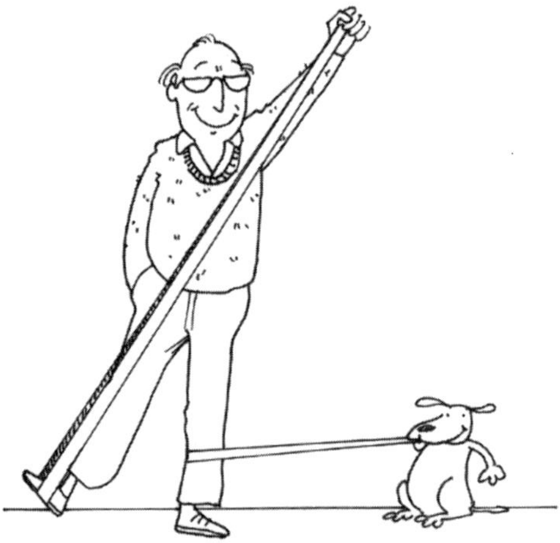

Das Gleichgewicht stärken

Besondere Bedeutung kommt nach meiner Ansicht der Förderung und dem Erhalt der Fähigkeit zu, den Körper auszubalancieren und in *aufrechter Stellung* zu halten. Nach dem siebzigsten Lebensjahr nimmt die Häufigkeit von Stürzen zu. Die meisten Unfälle dieser Art passieren in den häuslichen vier Wänden und können Knochenbrüche zur Folge haben.

Warum fallen wir häufiger mit zunehmendem Alter? Dafür gibt es vier Hauptursachen:

- Der Gleichgewichtssinn leidet mit dem Alter, was teilweise auf eine Verschlechterung der Innenohrfunktion und manchmal auf Nebenwirkungen eines Medikaments zurückzuführen sein kann (zum Beispiel bei Arzneimitteln gegen Bluthochdruck).
- Die Muskulatur wird schwächer. Der Körper kann nicht mehr so schnell seine lotrechte Position zurückgewinnen, wenn wir aus dem Gleichgewicht geraten sind.
- Wir büßen die Fähigkeit ein, alle Aktivitäten zu koordinieren, deren Zusammenarbeit unerlässlich ist, um die Balance wiederherzustellen, wenn wir stolpern oder straucheln.

  Schlechte Beleuchtung, lose Bodenbeläge und andere Risikofaktoren im Haushalt.

Beim Kampf um Förderung und Erhalt des Gleichgewichtssinns sind alle nur erdenklichen Sportarten und aktiven Hobbys hilfreich. Sie können beispielsweise tanzen gehen oder sich einer lokalen Umweltschutzinitiative anschließen. Aktivität unterstützt das Gehirn bei der Koordination der Muskulatur, was wiederum zu einer Verbesserung der Bewegungssteuerung beiträgt.

Es gibt spezifische Übungen, die den Gleichgewichtssinn und die Fähigkeit stärken, den Körper schnellstmöglich wieder in Balance zu bringen, sodass Sie das Risiko verringern, hinzufallen und sich Frakturen zuzuziehen.

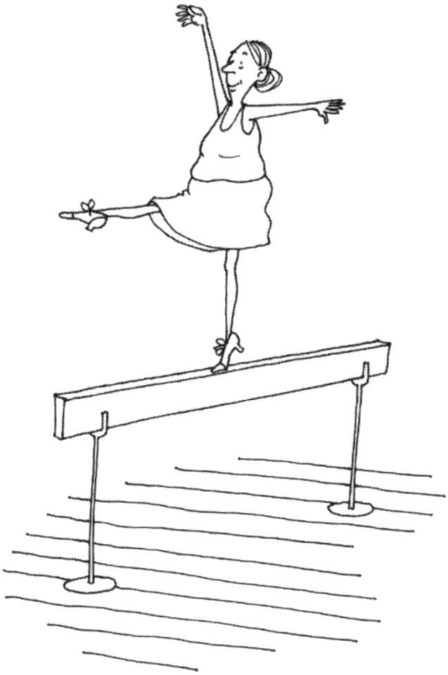

Vorbeugend bieten sich zwei Maßnahmen an. Erstens können Sie das Unfallrisiko reduzieren (siehe »Übungen zur Verbesserung der Balance«) und zweitens dem altersbedingten Verlust der Knochensubstanz entgegenwirken, auch »Knochenschwund« genannt (siehe »Förderung und Erhalt der Knochenstärke« im 3. Kapitel).

Die Beweglichkeit verbessern

Wenn man sich einen Hühnerschenkel oder, besser noch, eine Lammkeule genauer anschaut, erkennt man ein weißes glänzendes Gewebe, das die roten Muskelfaserstränge trennt und mit den Knochen in unmittelbarer Nähe der Gelenke verbindet. Dieses weiße Gewebe besteht aus Elastin und Collagen. Infolge des Alterungsprozesses verliert es einen Teil seiner Elastizität, da das ausgewogene Mischungsverhältnis zwischen Elastin und Collagen abnimmt. Doch die gute Nachricht ist, dass der Verlust der Beweglichkeit in weit höherem Maße auf einen Fitnessverlust infolge mangelnder körperlicher Aktivitäten und nicht in erster Linie auf das Alter zurückzuführen ist – und das heißt, wir können alle etwas dagegen tun.

Beweglichkeit ist vermutlich der am meisten unterschätzte Fitnessaspekt und der wichtigste, wenn wir älter werden. Falls wir in jüngeren Jahren Sport getrieben haben, waren diese Aktivitäten wohl eher auf ein Kraft-, Ausdauer- oder Gleichgewichtstraining ausgerichtet statt auf eine Verbesserung der körperlichen Flexibilität. Und das macht sich im Alter bemerkbar. Um sie wiederzugewinnen und zu erhöhen, müssen Muskeln und Gelenke sanft gedehnt werden.

Hier eine einfache Stretchingübung, die dazu dient, die Beweglichkeit im Schulterbereich zu verbessern. Stellen Sie sich aufrecht hin, und achten Sie dabei auf eine gute, aufrechte Haltung. Umfassen Sie mit der rechten Hand die linke Schulter; drücken Sie mit der Hand nun ein wenig die Schulter nach hinten in Richtung linkes Schulterblatt, danach wieder locker lassen; noch einmal drücken und locker lassen, drücken und locker lassen. Auf der anderen Seite wiederholen.

Und noch eine weitere Übung: Halten Sie sich an der Sofalehne, an der Arbeitsplatte in der Küche oder am Treppengeländer fest, sofern vorhanden. Stellen Sie sich aufrecht hin, die Füße schulterbreit auseinander; lassen Sie sich nun ein wenig nach unten sinken, indem Sie Hüften und Knie beugen, bis Sie das Gefühl haben, dass sich die Wirbelsäule dehnt. Halten Sie die Position, zählen Sie dabei bis zehn, dann richten Sie sich langsam, Zentimeter für Zentimeter, wieder auf. Gehen Sie zehnmal langsam hoch und runter.

Der tägliche Drei-Aspekte-Trainingsplan (Kraft, Beweglichkeit und Gleichgewicht)

Die Wahl der richtigen Zeit

Es spielt keine Rolle, wann Sie Ihre Übungen machen und was Sie dabei tragen, solange die Kleidung bequem ist – oft sind Schlafanzug oder Nachthemd das Einfachste. Deshalb wäre es empfehlenswert, morgens gleich nach dem Aufstehen damit zu beginnen. Doch so viel Aktivität zu früher Stunde ist nicht jedermanns Sache. Finden Sie heraus, welche Zeit für Sie optimal wäre. Wichtig ist, 10 Minuten pro Tag fest einzuplanen, nach Möglichkeit immer zur gleichen Zeit und jeden Tag – weil die Übungen dann zur Gewohnheit werden und in

Fleisch und Blut übergehen. Wenn Sie möchten, können Sie die wöchentliche Gesamttrainingszeit von 70 Minuten auch in fünf Trainingseinheiten von jeweils 14 Minuten oder in sechs Trainingseinheiten von jeweils 12 Minuten unterteilen, aber 10 Minuten pro Tag sind besser, weil Sie dann gar nicht erst auf die Idee kommen, sich einen Tag »frei« zu nehmen. Auf die Frage, ob er am ersten Weihnachtsfeiertag eine Trainingspause einzulegen gedenke, erwiderte der britische Zehnkämpfer und Olympia-Goldmedaillengewinner Daley Thompson: »Natürlich nicht, ich trainiere am ersten Weihnachtsfeiertag sogar zweimal, weil ich weiß, dass die anderen das Training ausfallen lassen!« Abgesehen davon können Sie es mit Sicherheit kaum noch erwarten, Ihre neuen Übungsbänder oder Gewichte auszuprobieren, die Sie von Ihren Freunden oder von der Familie zu Weihnachten geschenkt bekommen haben!

Sportliche Aktivitäten sind keine Strafe. Sie sollten Spaß machen, weil Sie sich dadurch mit jedem Tag besser fühlen. Deshalb ist es ein Vorteil, wenn Sie sich an Ihr *tägliches* Trainingsprogramm halten! Gehen Sie mit Leidenschaft an Ihr zehnminütiges Übungsprogramm heran, und vielleicht möchten Sie sich sogar das Ziel setzen, die Zeitdauer mit zunehmendem Alter schrittweise zu erhöhen:

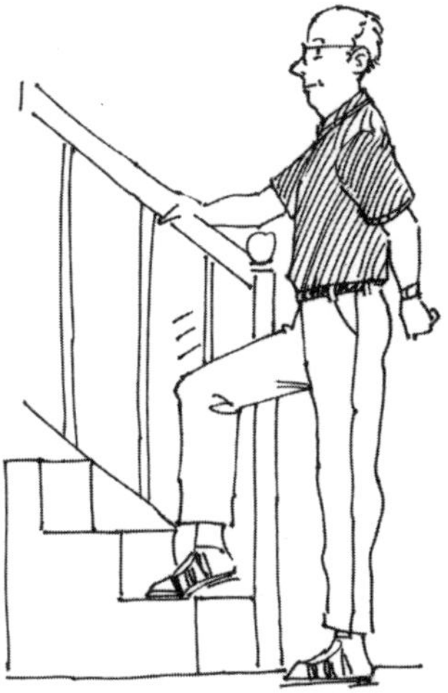

- Mit 71 Jahren können Sie 71 Minuten Gesamtzeit einplanen – an einem Tag in der Woche fügen Sie 1 Trainingsminute hinzu.
- Mit 72 Jahren erweitern Sie die Zeitspanne auf 72 Minuten – an zwei Tagen in der Woche stehen 11 Minuten Training auf dem Programm. Und so weiter …
- Mit 80 Jahren trainieren Sie an vier Tagen in der Woche jeweils 11 Minuten und an drei Tagen in der Woche 12 Minuten – arbeiten Sie sich vor nach dem Motto: »Je länger, je lieber!«

Es gibt keine magischen Übungen, die im Handumdrehen mehr Fitness herbeizaubern, und um der Langeweile vorzubeugen, ist es wichtig, für Abwechslung zu sorgen. In diesem Buch sind zahlreiche Anregungen und einige meiner Lieblingsübungen enthalten. Weitere gute Tipps und Informationen finden Sie im Internet, wenn Sie beispielsweise das Stichwort »Beweglichkeitstraining« in eine Suchmaschine eingeben.

Der Schlüssel zum Erfolg ist das tägliche Training von mindestens 10 Minuten Dauer, um Kraft, Gleichgewicht und Beweglichkeit zu verbessern.

Wenn Ihnen die Mittel oder Möglichkeiten fehlen, einen persönlichen Fitness- oder Pilatestrainer zu buchen, könnten Sie auch in Erwägung ziehen, sich innerhalb Ihres Freundes- oder Bekanntenkreises zusammenzuschließen und gemeinsam eine Einzelstunde mit einem Fitnesstrainer zu arrangieren, der Ihnen spezielle Übun-

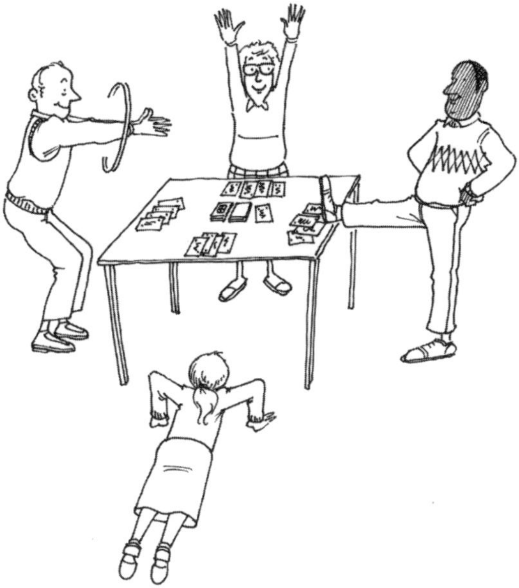

gen zeigt und Ihre Fragen beantwortet. Bauen Sie die Drei-Aspekte-Botschaft danach in Form von Aufwärm- und Dehnübungen in jedes gesellige Beisammensein ein, selbst wenn in erster Linie eine Partie Bridge oder Kegeln auf dem Programm steht. Eine andere Option wäre, sich kundig zu machen, wo in Ihrer Umgebung Pilateskurse angeboten werden.

Hier kommt also noch mal, was wir mit dem zehnminütigen Drei-Aspekte-Trainingsprogramm im Einzelnen zu verbessern versuchen:

- die Beweglichkeit der Schultern – nicht nur der Gelenke, sondern auch der Schulterblätter und der Brustmuskulatur;
- die Beweglichkeit des Nackens – nach vorn, nach hinten und von einer Seite zur anderen;

- die Kraft der oberen Extremitäten (die unteren Extremitäten werden oft durch Spazierengehen oder Radfahren gestärkt, aber die meisten von uns müssen auch die Oberarme und Oberschenkel kräftigen);
- die Stärke der Wirbelsäule und die Flexibilität der Rumpf- oder »Kernmuskulatur«, um das Gleichgewicht zu verbessern (siehe »Übungen zur Stärkung der Rumpfstabilität«);
- die Beweglichkeit der Hüften (auch hier nach vorn, nach hinten und von einer Seite zur anderen);
- die Beweglichkeit der Knie;
- die Dehnbarkeit der Muskeln an der Rückseite der unteren Extremitäten (rückseitige Oberschenkelmuskeln oberhalb des Knies, die Wadenmuskeln im Unterschenkel);
- die Gleichgewichtsfähigkeit.

Sie brauchen für diese Übungen keinerlei Zubehör, mit Ausnahme des Krafttrainings für die Armmuskulatur. 10 Minuten Ihres Übungsprogramms sollten dem Beweglichkeitstraining vorbehalten sein.

Übung für bewegliche Schultern

Lassen Sie die ausgestreckten Arme dicht am Körper rückwärts kreisen, sodass sie an den Ohren vorbeistreichen. Wenn Sie an einer Schultersteife *(Frozen Shoulder)* leiden, fällt Ihnen diese Übung am Anfang vielleicht schwer, aber versuchen Sie es ganz behutsam. Gehen Sie keinesfalls an Ihre Schmerzgrenze! Auf den ersten Blick kann der Ablauf täuschend einfach wirken, aber Sie werden vermutlich merken, dass er eine Herausforderung bedeutet. Führen Sie die Übung 20-mal durch, und erhöhen Sie die Anzahl der Wiederholungen nach und nach.

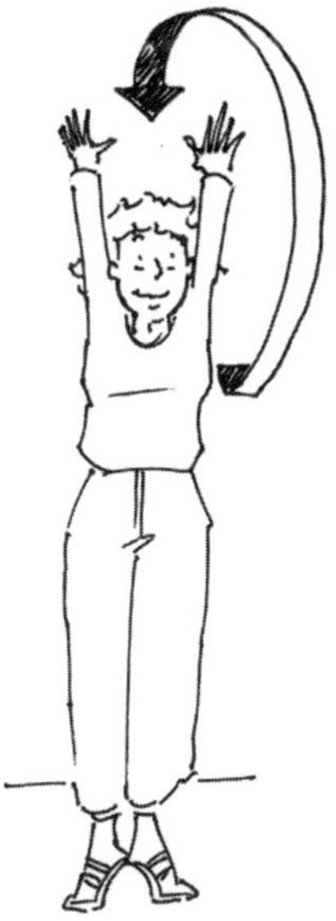

Übung für einen beweglichen Nacken

Drehen Sie den Kopf langsam, ohne die Hände zu Hilfe zu nehmen. Blicken Sie abwechselnd über die rechte und die linke Schulter, als hielten Sie nach einem Auto auf der Fahrspur neben sich Ausschau. Achten Sie dabei auf Ihre Kopfhaltung: Stellen Sie sich vor, Sie würden von einem unsichtbaren Draht, der am höchsten Punkt Ihres Kopfes befestigt ist, nach oben in Richtung Decke gezogen. Stehen Sie aufrecht mit gerader Wirbelsäule, das Kinn leicht nach innen geneigt, und nicht wie eine Schildkröte mit vorgebeugtem Kopf und vorgestrecktem Kinn.

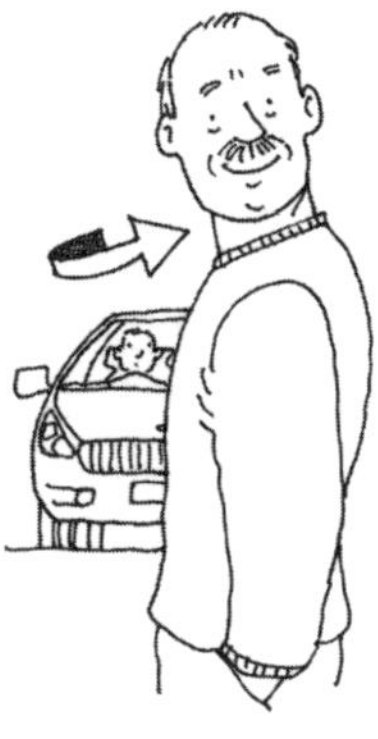

Übungen zur Stärkung der oberen Extremitäten

Hanteln oder Gewichte sind die richtigen Fitnessgeräte sowohl für die Unterarme als auch für den Bizeps. Übungsbänder (Thera-Bänder) sind ebenfalls bestens geeignet, genauso wie die guten alten Liegestütze, die ganz ohne Zubehör auskommen! Entwickeln Sie Ihre eigenen Variationen, wenn Sie merken, dass das Training nach geraumer Zeit langweilig wird. Aber hier sind erst mal drei Übungen für den Anfang:

- Stellen Sie sich aufrecht hin, und achten Sie dabei auf eine gute Haltung. Nehmen Sie ein Gewicht in jede Hand, und lassen Sie die Arme zu beiden Seiten des Körpers hängen.
- Heben Sie die Arme an beiden Seiten langsam hoch, bis sie sich in einer waagerechten Position befinden; dann langsam und kontrolliert absenken.
- Machen Sie die Übung zehnmal, ruhen Sie sich kurz aus. Anschließend folgt ein zweiter Durchgang.

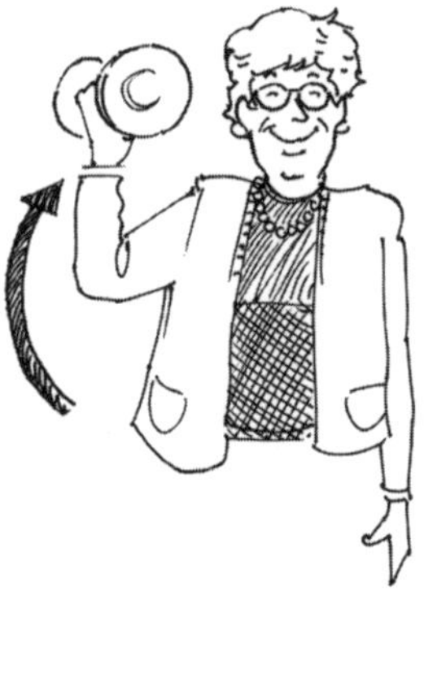

Ein guter Trick: Bewahren Sie die Gewichte neben der Fernbedienung für den Fernseher auf. So werden Sie jedes Mal, wenn Sie danach greifen, daran erinnert, diese Übung zu machen, während Sie auf den Bildschirm schauen.

- Fangen Sie mit einem Gewicht von 1 oder 3 Kilogramm in der rechten Hand an. Stellen Sie sich aufrecht hin, und lassen Sie die Hand neben dem Körper hängen.
- Beugen Sie den Ellenbogen, bis sich der Unterarm in einer senkrechten Position befindet. Dann senken Sie die Hand langsam und kontrolliert ab.

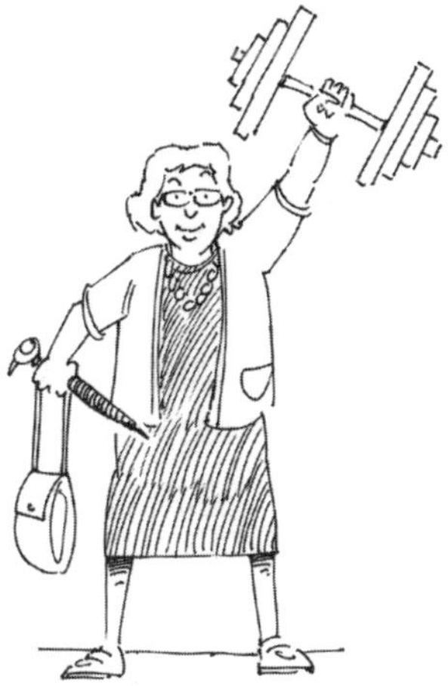

- Nehmen Sie das Gewicht in die linke Hand, und wiederholen Sie die Übung.
- Nehmen Sie dasselbe Gewicht wieder in die rechte Hand. Halten Sie es dieses Mal auf Schulterhöhe.
- Drücken Sie das Gewicht langsam nach oben, bis der Arm durchgestreckt ist.
- Zählen Sie bis zehn, dann senken Sie den Arm langsam wieder ab.
- Wiederholen Sie die Übung fünfmal, dann wechseln Sie zum linken Arm über.

Das Übungs- oder Thera-Band ist ideal, um Kraft im Oberkörper aufzubauen. Einige Übungsvorschläge:

- Halten Sie das Band so in der rechten Hand, dass es senkrecht am Rücken nach unten hängt.
- Legen Sie die linke Hand auf den Rücken, den Unterarm waagerecht wie im Polizeigriff, und greifen Sie das Band auf Taillenhöhe.

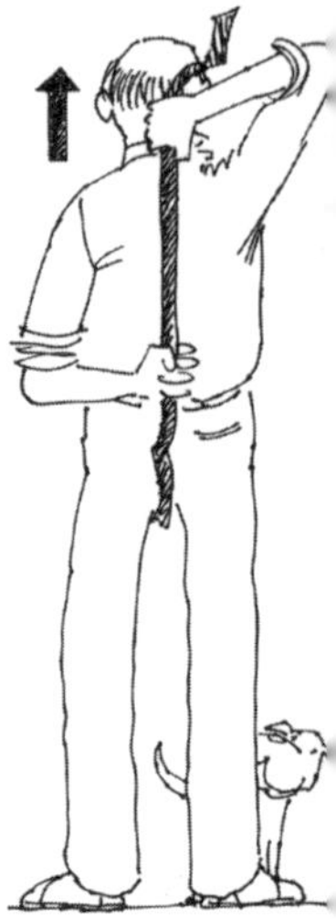

- Bringen Sie das Band leicht unter Spannung. Dann strecken Sie den rechten Arm hoch über den Kopf. Halten Sie das Band straff, ein paar Sekunden oder so lange wie möglich. Danach senken Sie es langsam und kontrolliert wieder ab. Den Durchgang wiederholen.
- Wechseln Sie die Arme, und wiederholen Sie die Übung.
- Um die Übung anspruchsvoller zu machen, können Sie die Länge des Bandes zwischen Ihren Händen kürzen.

Benutzen Sie das Thera-Band wie einen altmodischen Brustexpander:

- Stellen Sie sich aufrecht hin – achten Sie dabei auf eine gute Haltung –, und greifen Sie das Band mit beiden Händen, die Arme vor dem Körper ausgestreckt.
- Ziehen Sie die Arme nun waagerecht auseinander, bis das Band straff ist. Ein paar Minuten halten Sie es, dann langsam und kontrolliert in die Ausgangsposition zurückführen.

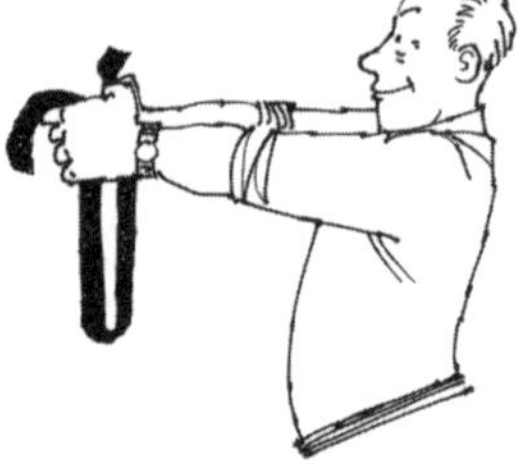

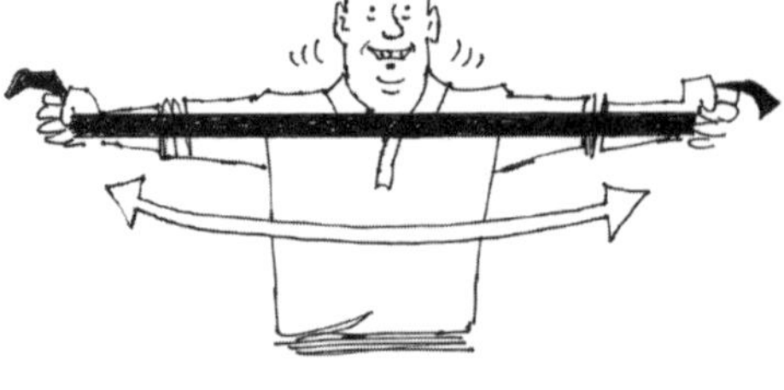

Diese Übung ist sehr gut für die Brust- und Schultermuskulatur. Beachten Sie, dass Sie zuerst die für Sie richtige Widerstandsstufe finden müssen. Sie wird durch den Abstand zwischen den Händen beim Greifen des Übungsbands bestimmt: Je näher Sie die Hände zusammenbringen, desto schwerer lässt sich das Band auseinanderziehen.

Übungen zur Stärkung der Rumpfstabilität

Legen Sie sich auf den Rücken, die Hände hinterm Kopf verschränkt. Die Bauchmuskeln fest anspannen, vorbeugen und Kopf und Schultern etwa 15 Zentimeter vom Boden abheben; die Position halten, dabei bis zwanzig zählen. Anderenfalls Kraft aufbauen und sich im Verlauf des nächsten Monats an das Übungsziel herantasten.

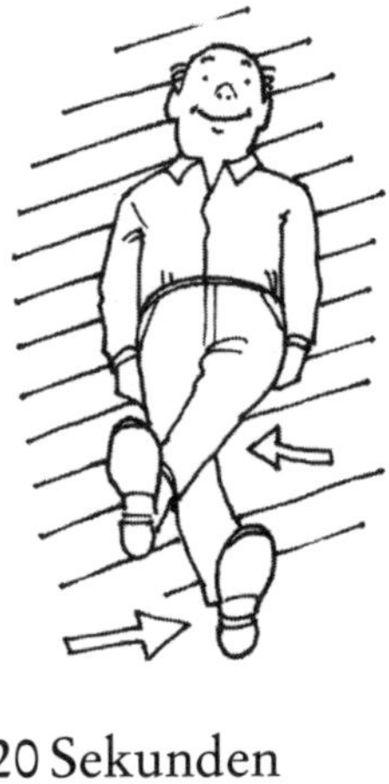

Bei der nächsten Übung legen Sie sich wieder auf den Rücken, die Hände diesmal neben dem Körper. Heben Sie die gestreckten Beine ungefähr 15 Zentimeter vom Boden ab; die Position, wenn möglich, 20 Sekunden halten. Anderenfalls sollten Sie Kraft aufbauen und sich im Verlauf des nächsten Monats langsam an das Übungsziel herantasten. Nun die Beine zehnmal überkreuzen, bevor Sie sie langsam und kontrolliert absenken.

Diese Übungen sind gut für die Bauchmuskulatur, verbessern die Körperhaltung und beugen Rückenschmerzen vor. Außerdem verringern sie das Risiko eines Leistenbruchs. Falls bereits ein Leistenbruch vorliegt, fragen Sie Ihren Arzt, welche Übungen für Sie geeignet sind.

Übungen für eine bessere Beweglichkeit der Hüften

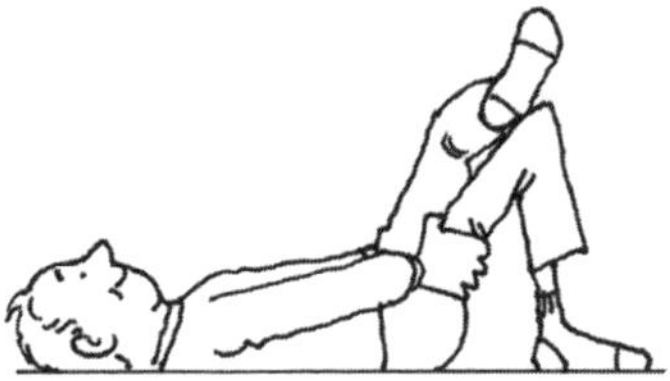

Legen Sie sich auf den Rücken, den rechten Fuß aufgestellt und das Knie angewinkelt. Legen Sie den linken Fußknöchel auf dem Knie des gebeugten Beins ab. Drücken Sie sanft gegen das linke Knie, schaukeln Sie es hin und her, dann auch ein wenig weg vom Körper, sodass es in Richtung Wand zeigt. Die Übung können Sie zehnmal ausführen, dann das Bein wechseln. Um die Hüften und Oberschenkelmuskulatur zu mobilisieren und zu stärken, können Sie auch zehnmal von Ihrem Stuhl oder Sessel aufstehen, ohne sich dabei mit den Armen abzustützen. Sollte das zu leicht für Sie sein, können Sie die Übung auf der untersten Treppenstufe ausführen (falls Sie ein künstliches Hüftgelenk haben, halten Sie aber bitte vorher Rücksprache mit Ihrem Arzt).

Hier noch eine weitere Übung zum Ausprobieren:

- Setzen Sie sich aufrecht hin, beide Beine nach vorn ausgestreckt.
- Beugen Sie das linke Knie; versuchen Sie nun, den linken Fuß rechts neben dem gestreckten Bein flach auf dem Boden aufzusetzen. Die Position halten und dabei langsam bis zehn zählen.
- Die Übung fünfmal wiederholen, dann das Bein wechseln.

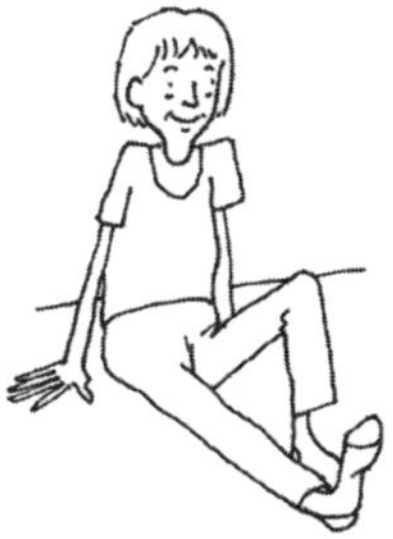

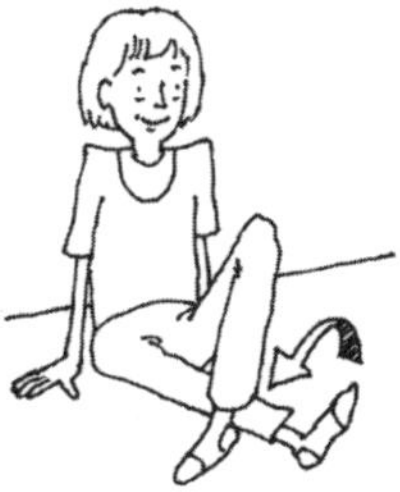

Diese Stretching-Übungen dehnen das Gewebe rund um die Hüftgelenke.

Übungen für eine bessere Beweglichkeit der Knie

- Stellen Sie sich zunächst aufrecht hin, die Füße schulterbreit auseinander. Beugen Sie Knie und Hüfte, und versuchen Sie, mit den Fingern den Boden zu berühren, ohne den Rücken zu sehr nach vorn zu beugen. Eine kleine Rundung ist unvermeidlich.

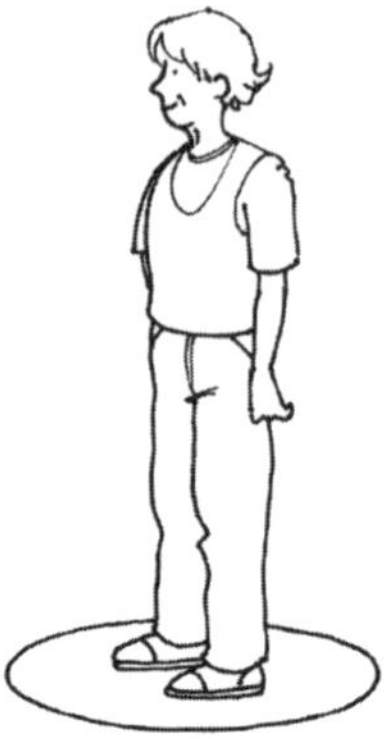

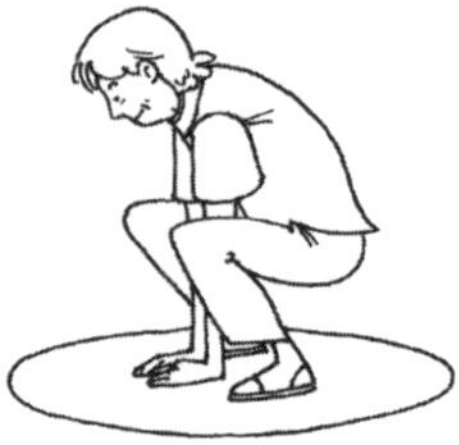

- Wenn Ihnen das gelingt, versuchen Sie, den Boden mit den Handflächen zu berühren.
- Wiederholen Sie den Ablauf zehnmal. Dann stellen Sie die Füße 10 Zentimeter weiter auseinander auf und wiederholen die Übung. Zielen Sie im Anschluss auf weitere zehn Wiederholungen ab.

Wenn Sie diese Übung zehnmal zügig hintereinander ausführen, tun Sie Ihren Hüften und Knien etwas Gutes, dehnen die Muskulatur und die Bänder. Sie sollte jedoch keine Beschwerden verursachen. Wenn es für Sie zu anstrengend ist, mit den Handflächen den Boden zu berühren, belassen Sie es, wenn möglich, bei den Fingerspitzen.

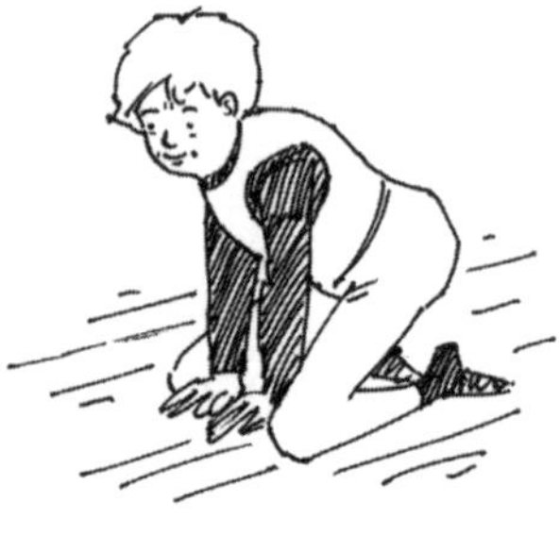

- Knien Sie sich nun auf den Teppichboden, auf eine Gymnastikmatte oder auf eine andere weiche Unterlage. Setzen Sie sich nach Möglichkeit so weit zurück, dass Ihr Gesäß auf den Fersen ruht.

- Sollte Ihnen der Fersensitz Probleme bereiten, lehnen Sie sich so weit wie möglich in Richtung Fersen zurück, und halten Sie diese Position. Sie können die Hände dabei zu Hilfe nehmen und auf dem Fußboden vor sich aufsetzen.

Diese Übung verbessert die Beweglichkeit der Sehnen und Bänder rund um die Kniegelenke. Sie können sie in andere tägliche Aktivitäten integrieren, wenn Sie beispielsweise einen Schrank ausräumen oder eine Seifenoper anschauen (wichtig ist, die gewohnte Sitzhaltung zu verändern, wenn Sie lange fernsehen).

Dehnübungen für die hintere Oberschenkel- und Wadenmuskulatur

- Beugen Sie sich mit geradem Rücken nach vorn, bis Sie spüren, dass sich die hinteren Oberschenkelmuskeln – auf der Rückseite der Beine – spürbar strecken.
- Die Position halten und bis zehn zählen. Locker lassen, dann langsam aufrichten.
- Die Übung fünfmal wiederholen.

Sie können die Übung abwandeln und versuchen, die Zehen zu berühren. Dabei wird die Wirbelsäule jedoch gerundet, eine Position, auf die Sie verzichten sollten, falls Sie Rückenprobleme haben.

- Um die Wadenmuskeln zu dehnen, stellen Sie sich eine Armlänge entfernt vor eine Wand oder Arbeitsplatte in der Küche.
- Lehnen Sie sich mit den Händen gegen die Wand oder den Rand der Arbeitsplatte.

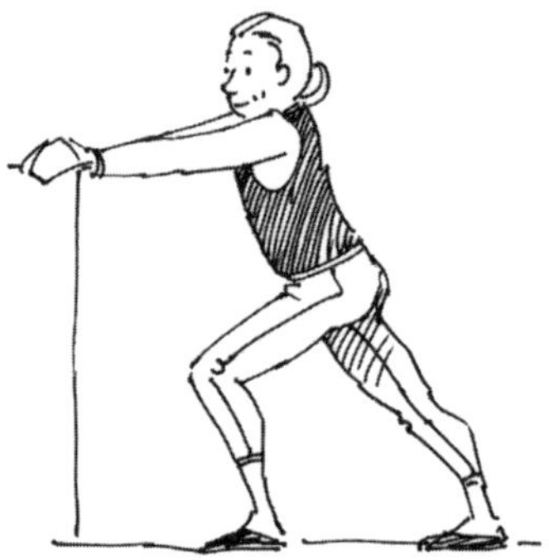

- Nehmen Sie einen Fuß 25 oder 30 Zentimeter zurück. Setzen Sie die Ferse auf den Boden auf, und spüren Sie die Dehnung in den Waden. Die Position halten und bis zehn zählen. Dreimal wiederholen, dann das Bein wechseln.

Übungen zur Kräftigung der Füße und Beine

Die kleinen Fußmuskeln werden von den Sehnen der Wadenmuskulatur unterstützt. Zur Kräftigung der Füße sind zwei Übungen ideal. Erste Übung:

- Setzen Sie die vordere rechte Fußhälfte auf eine Treppenstufe.
- Halten Sie sich mit einer Hand fest, und hüpfen Sie zehnmal sanft auf und ab.
- Mit dem anderen Fuß wiederholen.

Zweite Übung: Stellen Sie sich 3 Minuten auf die Zehenspitzen (ich sehe oder höre mir in dieser Position immer die Wettervorhersage an). Vielleicht möchten Sie sich dabei sicherheitshalber an einem Stuhl, an der Waschbeckenkante oder an der Arbeitsplatte in der Küche festhalten.

Übungen zur Verbesserung der Balance

Um einen Sturz zu vermeiden, sind Kraft und ein guter Gleichgewichtssinn erforderlich. Hier eine einfache Balanceübung zur Verbesserung der Körperstabilität:

- Stellen Sie sich aufrecht hin, die Füße eng beieinander, das Gewicht gleichmäßig auf beide Füße verteilt.
- Heben Sie den rechten Fuß ungefähr 30 Zentimeter vom Boden, das Knie ist dabei leicht gebeugt. Versuchen Sie, auf dem linken Bein zu balancieren.
- Halten Sie diese Position so lange wie möglich. Ihr Trainingsziel sind 10 Sekunden.
- Wechseln Sie das Standbein.

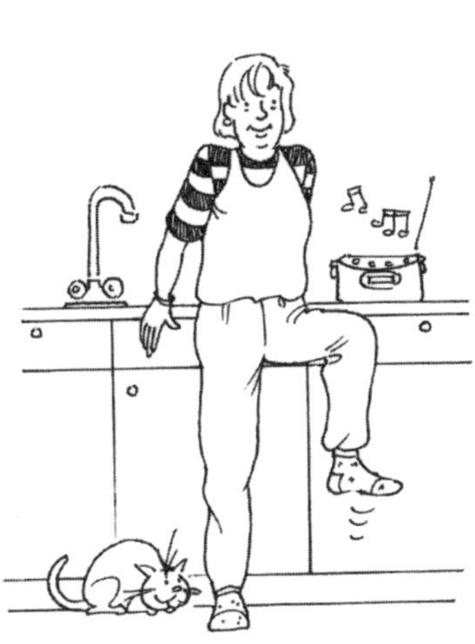

- Wenn möglich, dreimal wiederholen.
- Machen Sie die Übung jeden Tag, und verlängern Sie jede Woche den Zeitraum, in dem Sie auf einem Bein balancieren.

Bei dieser Gleichgewichtsübung ist es hilfreich, den Blick auf einen Punkt zu fixieren, der sich in direkter Linie vor Ihnen befindet. Achten Sie dabei auf eine gute Körperhaltung, indem Sie den Oberkörper aufrecht halten, die Schultern nach hinten und unten absenken und die Bauchmuskulatur fest anspannen. Atmen Sie tief ein und aus. Wenn Sie bei der Übung anfangs ein wenig wackeln, können Sie sich auch an einem Stuhl oder an der Arbeitsplatte in der Küche abstützen. Aber Sie werden sehen, dass Sie die Balance mit jedem Trainingstag besser halten können.

Wenn Sie diese einfache Übung beherrschen, können Sie den Schwierigkeitsgrad steigern:

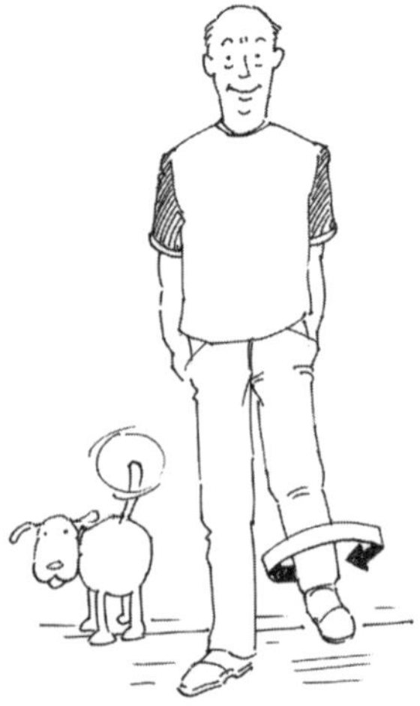

- Stellen Sie sich auf eine unebene Fläche (beispielsweise auf ein zusammengeknülltes Handtuch auf dem Fußboden im Schlafzimmer).
- Heben Sie das linke Bein vom Boden ab, und schwenken Sie es in der Luft hin und her.
- Schließen Sie dabei die Augen.

Genau wie beim Ausdauertraining ist der Schlüssel zum Erfolg die Verankerung dieser einfachen Übung in Ihrem Alltag. Versuchen Sie doch einmal, beim Zähneputzen auf einem Bein zu stehen! Denken Sie daran, dass Sie sich notfalls irgendwo festhalten sollten, wenn Sie sich instabil fühlen, vor allem, wenn Sie bei der Übung die Augen schließen.

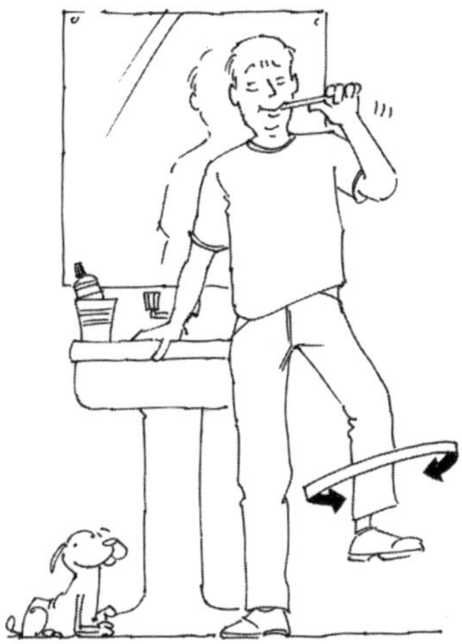

Die Verbesserung der mentalen Fitness

»Mens sana in corpore sano«: »In einem gesunden Körper möge auch ein gesunder Geist wohnen.« Diese klassische lateinische Redewendung lässt sich in ein erstrebenswertes Ziel für das 21. Jahrhundert umwandeln: *die körperliche und geistige Fitness optimieren.* Im nächsten Kapitel befassen wir uns eingehender mit den Auswirkungen des Alterungsprozesses auf das Gehirn, seine psychischen oder mentalen Funktionen und wirksame Strategien, die zu Förderung und Erhalt der mentalen Fitness beitragen, beispielsweise Kreuzworträtsel lösen, eine neue Sprache lernen oder sich aktiv in der Gemeinde engagieren.

Doch all diese Übungen haben noch einen zusätzlichen Vorteil. Immer mehr Forschungsdisziplinen werfen inzwischen einen Blick auf die Auswirkungen der körperlichen Aktivität auf unsere psychische oder mentale Fitness. Die britische Tageszeitung *The Times,* die selten mit Sensationsmeldungen zum Thema »Gesundheit« aufwartet, erklärte unlängst: »Körperliche Bewegung ist unerlässlich für eine Rückgewinnung der Gehirnkapazitäten.« Der Bericht verwies auf die Arbeit einer Gruppe von Wissenschaftlern, die sich auf die Gesundheit der Herzkranzgefäße fokussiert hatte. Im Verlauf ihrer Arbeit entdeckten sie, dass Probanden, die viel zu Fuß gingen, »mehr graue Substanz im Gehirn« aufwiesen und »das größere Volumen der grauen Substanz das Risiko einer kognitiven Störung doppelt verringerte«. Verständlicher ausgedrückt: Die regelmäßige körperliche Bewegung hatte einen Größenzuwachs in der Großhirnrinde zur Folge, ähnlich wie man mit regelmäßiger körperlicher Bewegung einen Zuwachs an Muskelgewebe erreichen kann.

Die Professorin Carol Brayne, Leiterin des Forschungsprogramms »Kognitive Funktionen und Alterungsprozess« an der Universität von Cambridge, ist zu der Schlussfolgerung gelangt, dass man »sogar mit einem flotten Spaziergang mehrmals in der Woche« das Risiko senken kann, an Demenz oder Alzheimer zu erkranken.

Zusammenfassung

Hier folgt nun eine kurze Übersicht über die wichtigsten Punkte, die wir bisher angesprochen haben.

Machen Sie sich die Fitnessvorteile bewusst

Obwohl man Fitness gewöhnlich eher mit Jugend und Fitnessstudios in Verbindung bringt, wird die körperliche und geistige Leistungsfähigkeit mit zunehmendem Alter immer wichtiger. Wissenschaftliche Studien belegen, dass sie sich in jedem Alter verbessern lässt – es ist buchstäblich niemals zu spät, damit zu beginnen.

Trainieren Sie täglich

Ein Sprichwort besagt: »Kleinvieh macht auch Mist.« Wenn Sie also jeden Tag dreißig Kniebeugen machen, klingt das nicht gerade nach Weltrekord, aber dreißigmal am Tag summiert sich zu 10 950-mal im Jahr (und 10 980-mal in einem Schaltjahr!).

Daher ist es ungeheuer wichtig, dass Sie sich jeden Tag 10 Minuten Zeit zur Verbesserung Ihrer Fitness nehmen, es sei denn, Sie sind krank oder haben gerade eine Operation hinter sich.

Machen Sie stets alle Übungen

Versuchen Sie, an mindestens fünf Tagen in der Woche zusätzlich zu Ihrem Fitnessprogramm noch eine halbe Stunde spazieren zu gehen, auch wenn Sie anfangs nur 10 Minuten schaffen. Nutzen Sie die Zeit für sich – genießen Sie sie! Bringen Sie sich mindestens dreimal in der Woche mit einer körperlichen Aktivität außer Atem, wenn Sie können, und probieren Sie die unterschiedlichen Bewegungsmöglichkeiten oder Sportarten aus, die in Ihrem Umfeld angeboten werden, gleich, ob Schwimmen, Tanzen, Tennisspielen, Radfahren oder Skilaufen. Benutzen Sie Hanteln und das Übungsband (Thera-Band), um Ihren Körper zu stählen. Verbessern Sie die Flexibilität Ihres Körpers mit den vorgeschlagenen Stretchingübungen. Stärken Sie Ihren Gleichgewichtssinn, um Stürze zu vermeiden. Eine kleine Veränderung am Tag summiert sich im Verlauf eines Jahres. Trainieren Sie täglich, um Verbesserungen in vier Fitnessaspekten zu erzielen:

- Kraft,
- Ausdauer,
- Gleichgewicht und
- Beweglichkeit.

Alle vier Aspekte sind gleichermaßen wichtig und können in jedem Alter optimiert werden.

Bei Gesundheitsproblemen sprechen Sie mit Ihrem Hausarzt

Bei fast allen langwierigen Gesundheitsproblemen lassen sich mit einem entsprechenden Fitnesstraining spürbare Vorteile erzielen. Doch mit Ausnahme von Bewegungs- und Physiotherapeuten findet diese Verbesserungsmöglichkeit nur selten Erwähnung, wenn ein Rezept ausgestellt wird. Falls Sie also unter Beschwerden leiden, sprechen Sie Ihren Hausarzt auf diese Alternative an. Erklären Sie ihm, welchen körperlichen Aktivitäten Sie bereits nachgehen, zum Beispiel: »Ich mache jeden Morgen 10 Minuten Gymnastik und versuche, vier- oder fünfmal die Woche längere Spaziergänge oder Fahrradtouren in mein Fitnessprogramm einzubauen. Das ist doch kein Problem, oder?« Es ist höchst unwahrscheinlich, dass Ärzte davon abraten. Dass sie zusätzliche Übungen dringend nahelegen, um Problemen mit der Schulter, der Atmung, dem Rücken oder mit welcher Körperregion auch immer entgegenzuwirken, kommt leider auch viel zu selten vor. Sie müssen also selbst die Initiative ergreifen und das Thema von sich aus zur Sprache bringen.

Wenn Sie jemanden unterstützen, der unter einer Behinderung leidet, eilen Sie nicht sofort herbei, um ihm alles abzunehmen. Beschäftigungstherapeuten wissen: Trotz aller Hilfsmittel und technischen Ausrüstung, die behinderten Menschen einen Teil ihrer Selbstständigkeit zurückzugewinnen ermöglichen, sollte der erste

Schritt darin bestehen, sie zu einem eigenen aktiven Beitrag zur Wiederherstellung ihrer körperlichen Fähigkeiten zu ermutigen. Nicht jeder hat das Glück, mit einem Physio- oder Beschäftigungstherapeuten zu arbeiten, da in diesem Bereich mancherorts ein großer Fachkräftemangel herrscht. Ausführliche Informationen zum Thema Hilfsmittel und Förderung von Aktivität und Mobilisation finden Sie im Internet beispielsweise unter https://www.myhandicap.de/hilfsmittel-behinderung oder unter https://www.pflege.de/hilfsmittel.

Die grundlegenden Themen wurden erläutert, sodass Sie für die Dehnübungen und das Krafttraining optimal gerüstet sind. Jetzt ist es an der Zeit, sich aufzuraffen, die Herzfrequenz zu steigern und damit zu beginnen, Ihre guten Vorsätze in die Tat umzusetzen, indem Sie als Erstes beim Zähneputzen auf einem Bein stehen. Machen Sie sich bewusst, dass Sie das Richtige und sich selbst damit etwas Gutes tun!

3

Die Kunst, den Körper in Schuss zu halten

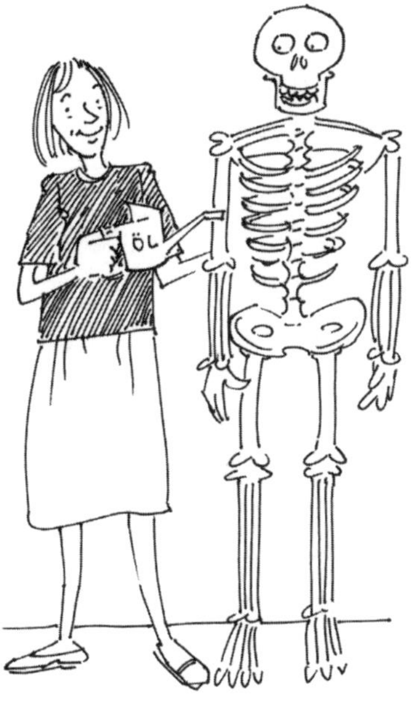

Ein 67-jähriger Freund von mir fährt ein Cabriolet, das genauso viele Jahre auf dem Buckel hat wie er selbst – einen Morris Minor Convertible. Der kleine Flitzer wird überall bewundert, heiß und innig geliebt und läuft noch wie geschmiert, obwohl der Besitzer damit kein Autorennen gewinnen würde. Der Wagen erfordert jedoch mehr Pflege und Wartung als ein Mini, die Neuauflage des britischen Klassikers. Der Morris Minor ist ein Oldtimer, genau wie Sie, und deshalb sollten Sie Ihren Körper genauso gut in Schuss halten. Auch wenn er nicht mehr so schnittig sein mag wie mit zwanzig, hat er Ihnen doch gute Dienste geleistet und verdient die entsprechende Pflege und Aufmerksamkeit, um in Topform zu bleiben.

Außerdem sollten Sie die Augen offen halten und auf Frühwarnsignale achten, die auf Probleme hinweisen könnten. Bei Kraftfahrzeugen wird ein regelmäßiger Service in der Werkstatt Ihres Vertrauens empfohlen, aber er birgt Risiken. Die erbrachten Leistungen – Inspektion, Wartung und Instandsetzung – verursachen zusätzliche Ausgaben, die nicht immer erforderlich sind, und schaffen bisweilen sogar Probleme. Das Gleiche gilt für allgemeine Check-up-Programme zur Gesundheitsvorsorge.

Es besteht kein Grund, sich jedes Jahr von Kopf bis Fuß auf eigene Kosten untersuchen zu lassen. Sie sollten indes die Gelegenheit nutzen, die Gesundheitschecks und Vorsorgeuntersuchungen durchzuführen, die von den gesetzlichen Krankenkassen in bestimmten Abständen empfohlen und unentgeltlich angeboten werden. Erkundigen Sie sich vorab bei Ihrem Hausarzt oder Ihrer Krankenkasse, welche Untersuchungen im Leistungskatalog enthalten sind.

Resolutionen: Gute Vorsätze fürs neue Jahr

»Ein gutes neues Jahr!« Diese traditionelle Grußformel am 1. Januar folgt auf die guten Vorsätze, die wir gefasst haben, als sich das alte Jahr dem Ende zuneigte. Sie bestehen oft darin, mehr Sport zu treiben oder mit dem Rauchen aufzuhören. Viele dieser löblichen Absichten überdauern nicht einmal bis Februar, ganz zu schweigen davon, dass sie unser Leben grundlegend verändern. Ich würde mich freuen, wenn Sie nach der Lektüre dieses Buches nicht nur gute Vorsätze, sondern formale Beschlüsse fassten – auf einer schriftlichen Erklärung beruhende Resolutionen, die Sie einhalten und jedes Jahr aufs Neue überprüfen.

Was gilt es zu beachten, um gute Resolutionen zu entwickeln – die wir auch umsetzen und beibehalten können? Sie sollten folgendermaßen beschaffen sein:

- *Spezifisch:* auf einen klar umrissenen Bereich gerichtet, etwa abnehmen oder mehr Sport treiben. Ein Beispiel: »Ich werde mich gesünder ernähren und abnehmen.«
- *Messbar:* Es empfiehlt sich, Tagebuch zu führen und Ihre Ziele klar zu definieren. Ein Beispiel: »Ich werde so viel abnehmen, dass ich wieder in meine alten Jeans passe.«
- *Realistisch:* Wir fassen oft Vorsätze, die sich an unrealistischen Zielen orientieren, was zur Folge hat, dass wir uns wie Versager fühlen, wenn wir sie nicht erreichen. »Ich will am Jahresende so schlank sein wie in meiner Teenagerzeit« gehört vermutlich zu den Beschlüssen, die von vornherein zum Scheitern verurteilt sind.
- *Öffentlich bekundet:* Erzählen Sie anderen von Ihren Vorhaben, damit Sie Unterstützung und Ermutigung erhalten.

Statt sich zu sagen: »Ich muss mehr Sport treiben« oder »Ich muss meine Zähne besser pflegen«, ist es wirksamer, Ihren Beschluss schriftlich festzuhalten, und zwar in Form einer Resolution, die Ihren Aktionsplan genau beschreibt. Am Ende aller nachfolgenden Abschnitte finden Sie entsprechende Musterbeispiele. Vergewissern Sie sich, dass Sie Ihre Resolution – Ihre schriftliche Absichtserklärung – an einer gut sichtbaren Stelle aufbewahren und nicht in der hintersten Ecke irgendeiner Schublade, wo sie in Vergessenheit gerät. Sie können beispielsweise Ihre Resolution zur Gesunderhaltung von Zähnen und Zahnfleisch (siehe »Förderung und Erhalt der Gesundheit von Zähnen und Zahnfleisch«) auf der Rückseite der Badezimmerschranktür unmittelbar neben den Zahnbürsten anbringen.

In diesem Kapitel gehen wir auf die einzelnen Regionen Ihres Körpers ein. Es enthält wichtige Informationen über

- die Auswirkungen des Alterungsprozesses,
- die Möglichkeiten, die Auswirkungen zu kompensieren, und
- die Frühwarnsignale bei schwerwiegenden Erkrankungen.

Die empfohlenen Maßnahmen, die Sie ergreifen sollten, können Ihren Gesundheitszustand nachhaltig verbessern und dazu beitragen, Krankheiten, Behinderungen und Demenz vorzubeugen oder zumindest aufzuhalten.

---

1. Förderung und Erhalt einer gesunden Gehirnfunktion

Gehirn und Geist sind engmaschig miteinander verknüpft. Aber wir werden sie in diesem Buch getrennt betrachten; denn »Altwerden« konfrontiert den Geist mit bestimmten Herausforderungen, die in *keinem* Zusammenhang mit dem Gehirn stehen. Die Auswirkungen des Alterungsprozesses auf das Gehirn sind geringfügig, wenngleich weit verbreitet: Es handelt sich vor allem um Probleme mit dem Gedächtnis, den Reaktionszeiten und der Gleichgewichtskontrolle. Obwohl Stimmungsschwankungen (insbesondere Depressionen) durch Gehirnerkrankungen wie Demenz oder altersbedingte Lebensumstände verursacht werden können, ist die Depression nur selten ein Problem, das sich unmittelbar auf den Alterungsprozess zurückführen lässt. Aber werfen wir zuerst einen Blick auf das Gehirn.

Die Auswirkungen des Alterungsprozesses

Im Gegensatz zu den meisten anderen Körpergeweben wie die Haut oder die Leber teilen sich die Gehirnzellen nach der Geburt nicht. Deshalb können sich die Leberzellen erneuern, wenn die Leber geschädigt oder ein Teil von ihr im Rahmen eines chirurgischen Eingriffs entfernt worden ist, während die Gehirnzellen dazu außerstande sind. Veränderungen in den Gehirnzellen und ihrer Umgebung können heute sichtbar gemacht werden und finden bei jedem Menschen statt, wobei bestimmte Veränderungen eine unvermeidliche Folge des Alterungsprozesses sind.

Wie im 2. Kapitel erwähnt, belegen Forschungsergebnisse aber, dass regelmäßige körperliche Bewegung das Hirngewebe positiv zu beeinflussen vermag. Doch bisher gibt es noch keine medizinische Behandlungsmethode, der es nachweislich gelingt, den Veränderungsprozess im Gehirn aufzuhalten oder hinauszuzögern.

Was *Sie* derzeit für Ihr Gehirn tun können, ist jedoch erheblich mehr als das, was die Medizin zur Verbesserung der Hirnfunktion zu leisten vermag.

Was Sie tun können

Denken Sie an den erwähnten Oldtimer. Er braucht mehr Pflege als ein Neuwagen. Auch Ihr Gehirn benötigt mehr Pflege, um es vor Schäden zu bewahren, die sich verhindern lassen.

Der erste Schritt besteht darin, sich zu vergewissern, dass Ihr Gehirn bestmöglich durchblutet wird, und das bedeutet, dass Sie folgende Vorsichtsmaßnahmen beachten sollten:

- *Mit dem Rauchen aufhören:* Machen Sie sich keine Sorgen, wenn Sie es schon mehrmals vergeblich versucht haben – probieren Sie es einfach noch mal. Es gibt zahlreiche Bücher, die verschiedene Methoden der Raucherentwöhnung beschreiben, beispielsweise *Endlich Nichtraucher! Der einfache Weg, mit dem Rauchen Schluss zu machen* von Allen Carr. Zahlreiche Tipps und Informationen zu diesem Thema finden Sie auch auf der Website https://www.rauchfrei-info.de.

- *Den Stoffwechsel verbessern:.* Der einfachste Weg besteht darin, abzunehmen. Zielen Sie dabei auf das Gewicht ab, das Sie idealerweise im Alter von dreißig Jahren hatten. Tipps und Ideen finden Sie beispielsweise nachfolgend unter der Überschrift »Was Sie tun können – Gewichtsreduktion«.
- *Auf regelmäßige körperliche Bewegung achten:* Gehen Sie spazieren! Damit verbessern Sie die Herz- und Lungenfunktion, tragen aktiv zur Gewichtsreduktion bei und fördern die positiven Auswirkungen auf das Gehirngewebe.

Der zweite Schritt besteht darin, das Gehirn vor den negativen Auswirkungen schädlicher Substanzen zu schützen – insbesondere Alkohol (siehe »Förderung und Erhalt einer gesunden Verdauungs- und Leberfunktion«), aber auch ärztlich verordneter Medikamente, die Hirnfunktionen beeinträchtigen können. Wenn Sie sich Sorgen wegen der Arzneimittel machen, die Sie nehmen müssen, sprechen Sie mit Ihrem Hausarzt oder Apotheker.

Der dritte Schritt zielt auf die Verbesserung der Körperbalance ab, um Unfällen vorzubeugen. Viele Menschen erleiden Schädel-Hirn-Verletzungen infolge eines Sturzes im Haushalt. Machen Sie die empfohlenen »Übungen zur Kräftigung der Füße und Beine«, um die

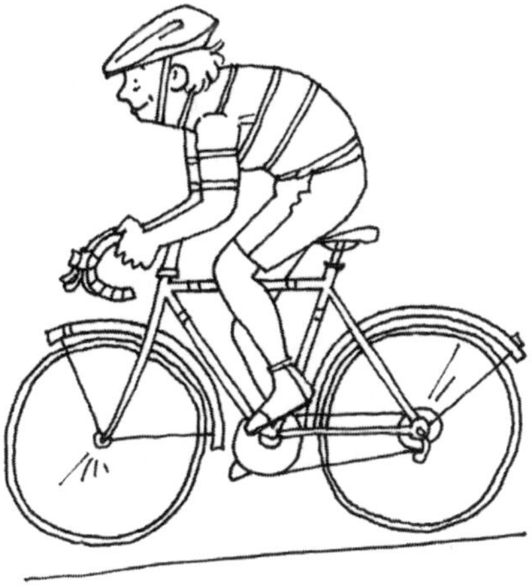

Chancen zu erhöhen, den Körper wieder in ein stabiles Gleichgewicht zu bringen, wenn Sie sich schwindlig fühlen. Und vergessen Sie nicht: Die meisten Unfälle ereignen sich in der vermeintlichen Sicherheit der eigenen vier Wände!

Der vierte Schritt ist dazu gedacht, das Gehirn bei sportlichen Aktivitäten wie Radfahren oder Skilaufen zu schützen. Wenn Sie diese Sportarten ausüben, sollten Sie immer einen Helm tragen, um auch geringfügige Krafteinwirkungen auf den Kopf zu vermeiden und das Risiko eines Schädel-Hirn-Traumas zu verringern. Wenn Sie durch einen Sturz, Zusammenstoß oder Aufprall einen Schlag gegen den Kopf erhalten haben, ist es immer ratsam, einen Arzt aufzusuchen, vor allem, wenn sich im Anschluss bestimmte Symptome bemerkbar machen, beispielsweise Übelkeit und Erbrechen im Fall einer Gehirnerschütterung.

Frühwarnsignale

Der schlagartig einsetzende Verlust kognitiver Fähigkeiten, oft durch Symptome wie Sprachstörungen angezeigt, kann auf einen Schlaganfall hinweisen. Ein Schlaganfall bedeutet eine schwerwiegende Störung bestimmter Hirnfunktionen. Die nachfolgende kurze Checkliste fasst zusammen, worauf Sie bei sich selbst oder bei anderen achten sollten:

- *Gesichtslähmung:* Eine Gesichtshälfte hängt. Bitten Sie die Person zu lächeln, um festzustellen, ob ein Unterschied besteht.
- *Armschwäche:* Bitten Sie die Person, beide Arme hochzuheben. Beobachten Sie, ob ein Arm kraftlos herunterfällt.
- *Sprachstörung:* Ist die Aussprache verschliffen oder schwer verständlich? Kann die Person einen einfachen Satz wiederholen, beispielsweise »Der Himmel ist blau«?
- *Zeitfaktor:* Setzen Sie unverzüglich einen Notruf ab, wenn Sie eines dieser drei Anzeichen bemerken (Notfalltransport mit Rettungswagen, unter Umständen mit Notarzt).

Obwohl Schlaganfälle auch ohne diese Anzeichen auftreten können, ist die Einschränkung des Denkvermögens oder der Kommunikation wesentlich häufiger auf eine klinische Depression zurückzuführen. Die damit verbundenen Warnzeichen werden jedoch oft übersehen oder dem Formenkreis der »Demenz« zugeordnet. Bei anhaltenden Gedächtnisproblemen oder Beinahe-Zusammenstößen während des Autofahrens sollten Sie unbedingt Ihren Hausarzt zurate ziehen.

Resolution für eine bessere Förderung der Gehirnfunktionen

Verfassen Sie eine schriftliche Absichtserklärung nach folgendem Muster, und halten Sie sich daran:

- Ich werde jeden Tag Fitnessübungen für mein Gehirn und für meinen Körper machen.
- Ich werde meinen Alkoholkonsum einschränken und mit dem Rauchen aufhören.
- Ich werde Gleichgewichtsübungen machen, um Stürze zu verhindern (siehe »Übungen zur Verbesserung der Balance«).

Wenden wir uns nun den Maßnahmen zu, die der Förderung und dem Erhalt des Denk- und Erinnerungsvermögens dienen.

2. Förderung und Erhalt der mentalen Leistungsfähigkeit

Die mentalen Fähigkeiten sind mit dem Gehirn verbunden, aber nicht in einer so einfachen Form, wie Muskeln und Gelenke mit der Bewegung verknüpft sind. Krankheits- oder altersbedingte Veränderungen im Gehirn wirken sich auf die mentalen Prozesse aus, doch wie man weiß, können mentale Störungen selbst bei Menschen auftreten, deren Gehirn keine Beeinträchtigung aufweist.

Die mentalen Funktionen lassen sich zwei Kategorien zuordnen:

- *kognitiven Funktionen*, beispielsweise Gedächtnis, Denkvermögen und Logik, und
- *emotionalen Funktionen*, beispielsweise Angstzustände beziehungsweise Panikattacken und Depression.

Diese beiden Funktionsbereiche – die kognitive und die emotionale Ebene – sind eng miteinander verwoben, sodass sich Veränderungen in einem Bereich auch auf andere auswirken. In diesem Abschnitt konzentrieren wir uns auf die kognitiven Funktionen. Die emotionalen Funktionen sind Thema des 5. Kapitels (»Der Weg zu ganzheitlichem Wohlbefinden«).

Die Auswirkungen des Alterungsprozesses

Einige Veränderungen im Erinnerungsvermögen, logischen Denken und Entscheidungsfindungsprozess sind so weit verbreitet – man könnte sie sogar als universelles Phänomen betrachten –, dass viele von uns einfach davon ausgehen, sie wären das Resultat einer ganz normalen Gehirnalterung. Doch wie wissenschaftliche Forschungsergebnisse belegen, ist es unwahrscheinlich, dass diese Veränderungen *ausschließlich* auf den Alterungsprozess zurückzuführen sind. Wie gesagt wird ein Teil der auftretenden Probleme nicht primär durch das »Alter«, sondern vielmehr durch Umweltfaktoren verursacht, die zur Folge haben können, dass beispielsweise Menschen mit einer Behinderung oder eingeschränkten Mobilität mehr Zeit allein in den häuslichen vier Wänden verbringen. Die Isolation mag noch durch Seh- oder Hörprobleme verstärkt werden. Dennoch kann es keinen Zweifel daran geben, dass auch einige altersbedingte Veränderungen Probleme auslösen.

Bei fast allen Menschen lässt das Gedächtnis mit zunehmendem Alter nach, insbesondere das Kurzzeitgedächtnis. Wir sind noch in der Lage, uns an vieles zu erinnern, was wir vor fünfzig Jahren in Unterrichtsfächern wie Geografie, Englisch und Chemie gelernt haben, oder können auf Anhieb die Namen einiger Fußballspieler abrufen, die »zu unserer Zeit« in aller Munde waren. Informationen, die wir erst kürzlich in unserem Gedächtnis gespeichert haben, behalten wir hingegen weniger gut, beispielsweise Namen neuer Bekannter. Dass solche Gedächtnislücken frustrierend sind, lässt sich nicht leugnen. Aber sie stellen keine schwerwiegende Beeinträchtigung dar und lassen sich mithilfe eines gezielten Trainings überwinden.

Dazu kommt, dass Denk- und Entscheidungsprozesse infolge des Alterns langsamer vonstattengehen. Doch auch hier wurde das *tatsächliche* Ausmaß des Problems übertrieben dargestellt, genauso wie die Vorteile einer schnellen Entscheidungsfindung. Wir sollten der Situation eine andere, positive Bedeutung beimessen und wieder unser Recht in Anspruch nehmen, Entscheidungen mit Bedacht zu treffen.

Zugegeben, in bestimmten Situationen, etwa bei der Teilnahme an einem Quiz, ist schnelles Denken wichtig, aber die meisten Entscheidungen, und mit Sicherheit alle schwerwiegenden, müssen nicht im Handumdrehen erfolgen. Der US-amerikanische Psychologe und Wirtschaftsnobelpreisträger Daniel Kahneman zum Beispiel ist zu der Schlussfolgerung gelangt, dass viele glauben, sie würden ihre Entscheidungen rasch und rational treffen, obwohl schnelle Entschlüsse in Wirklichkeit oft auf Faustregeln basieren, die sie unbewusst entwickelt haben und in die Irre führen können.

Schnelligkeit ist also nicht alles. Die Kritik, dass ältere Menschen langsam sind, lässt sich durch das Argument entkräften, dass wir *durchdachte* Entscheidungen treffen. Und dem Vorwurf, wir wären zögerlich, können wir den Hinweis entgegensetzen, dass wir nicht überstürzt handeln, sondern uns an das Motto »Eile mit Weile« halten.

Was Sie tun können

Für ausreichenden Schlaf sorgen

Es ist sehr wichtig, genug Schlaf zu bekommen, um Stress abzubauen und den Erhalt der mentalen Funktionen zu unterstützen. Die optimale Schlafdauer ist individuell unterschiedlich, aber viele von uns benötigen im Alter mehr Schlaf. Das Schlafbedürfnis wird oft durch die Nebenwirkungen einiger Medikamente erhöht, die üblicherweise bei erhöhtem Blutdruck und bei Herzerkrankungen verordnet werden. Hier einige einfache Regeln, die einen erholsamen Schlaf fördern:

- Setzen Sie sich ein Ziel für die Schlafdauer, beispielsweise sieben Stunden pro Nacht.
- Verzichten Sie auf den Mittagsschlaf, wenn Sie nachts unter Schlafstörungen leiden.
- Sorgen Sie tagsüber für mehr körperliche Bewegung – gehen Sie häufiger spazieren!
- Machen Sie Achtsamkeitsübungen (siehe »Eine Achtsamkeitsübung« im 5. Kapitel), um das Gedankenkarussell anzuhalten, wenn Sie einzuschlafen versuchen oder mitten in der Nacht aufwachen.

- Nehmen Sie nach 18.00 Uhr weniger Flüssigkeit zu sich, um sich nächtliche Toilettengänge zu ersparen.
- Führen Sie gleichzeitig ein regelmäßiges Ritual fürs Zubettgehen ein. Verzichten Sie dabei auf spannungsgeladene Fernsehfilme oder Nachrichten mit belastenden Bildern, und wählen Sie stattdessen eine leichte Abendlektüre.
- Halten Sie sich an dieses Schlafförderungsprogramm!

Das Gedächtnis trainieren

Als Erstes können Sie Schwächen im sogenannten Kurzzeitgedächtnis durch ein entsprechendes Training auf ein Minimum beschränken oder kompensieren. Hier einige Vorschläge:

- Erkundigen Sie sich nach Herkunft und Bedeutung eines ungewöhnlichen Familiennamens, wenn Sie beispielsweise jemanden kennenlernen, der »Talhammer« heißt. Worauf lässt er sich zurückführen? Ihn in Gegenwart anderer zu wiederholen kann dabei helfen, sich daran zu erinnern.
- Erkundigen Sie sich nach der E-Mail-Adresse Ihres Gesprächspartners, und notieren Sie sie. Das mache ich beispielsweise. Es kann nützlich sein, wenn sich die betreffende Person vorgestellt hat, Ihnen aber der Name entfallen ist. Viele E-Mail-Adressen sind nach dem Muster Vorname.Familienname@mail.de angelegt.

Eine gute Taktik wurde von einem berühmten Politiker angewendet, nennen wir ihn »McDonald«. Wenn er sah, dass sich ihm jemand näherte, der offensichtlich erkannt zu werden erwartete, alarmierte er seine Frau und sagte: »Ich glaube, Sie sind meiner Frau noch nicht begegnet, oder?« Dann pflegte sie die Hand zur Begrüßung auszustrecken und ihren Mädchennamen zu nennen: »Hallo, ich bin Nancy Smith«, woraufhin fast immer die Erwiderung erfolgte: »Nett, Sie kennenzulernen. Ich bin …«

Es gibt noch zahlreiche weitere Tricks und Techniken, mit denen Sie eine Beeinträchtigung des Kurzzeitgedächtnisses kompensieren können. Probieren Sie es einmal damit:

- Notieren Sie Termine und die dazugehörigen Einzelheiten unverzüglich – sie lassen sich leicht in Ihrem Smartphone abspeichern.
- Überprüfen Sie jeden Tag zur gleichen Zeit Ihre Aufgabenliste.
- Entwickeln Sie feste Gewohnheiten bei bestimmten Verrichtungen, bewahren Sie beispielsweise Ihre Brille und Ihre Schlüssel immer an derselben Stelle auf.

Das Denkvermögen stärken

Wichtig ist auch, aktiv zu werden, um dem schleichenden Verlust anderer kognitiver Funktionen vorzubeugen, beispielsweise der Entscheidungsfähigkeit.

Forschungsergebnisse bestätigen zunehmend, dass

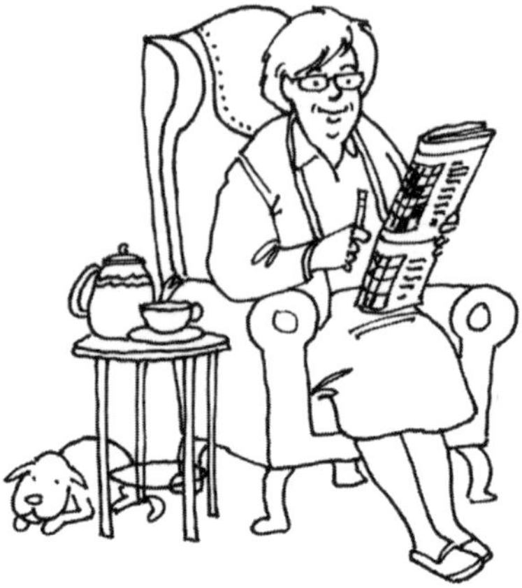

der Erhalt der intellektuellen Funktionen des Gehirns durch entsprechendes Training gefördert wird, ähnlich wie die im 2. Kapitel beschriebenen Fitnessübungen für den Körper. In seinem Buch *Smarter. The New Science of Building Brain Power* empfiehlt Autor Dan Hurly ein tägliches »Workout« fürs Gehirn:

- Beschäftigen Sie sich mit Spielen, die das Denkvermögen anregen. Lösen Sie beispielsweise Logikrätsel wie Sudoku oder jeden Tag ein Kreuzworträtsel. Sobald Sie sich dabei weniger gefordert fühlen, machen Sie sich mit einem ganz neuen Spiel vertraut, oder wechseln Sie zu einer anspruchsvolleren, höheren Stufe über, zum Beispiel von einfachen zu kryptischen, das heißt verschlüsselten Kreuzworträtseln. (Unter www.vinckensteiner.at beispielsweise finden Sie kostenlose hochwertige Kreuzwort- und Logikrätsel im Internet.)

- Lernen Sie etwas Neues, ganz gleich, was. Es geht nur darum, einen Stillstand und Abbau der Hirnfunktionen zu vermeiden. Hauptsache, Sie fordern sich selbst heraus! Es muss kein Kraftakt wie der Erwerb einer neuen Sprache binnen einer Woche sein. Sie können beispielsweise den Umgang mit einem Computer lernen, falls Sie ihn nicht ohnehin schon beherrschen, Ahnenforschung betreiben oder sich mit dem Instant-Messaging-Dienst Skype vertraut machen, um mittels der kostenlosen Video- und Sprachanrufe den Kontakt zu Ihren Enkelkindern zu pflegen.

Sich engagieren

Wie Forschungsergebnisse in zunehmendem Maß belegen, sollten Sie zur Förderung und Erhaltung Ihrer intellektuellen Funktionen nicht nur die Initiative ergreifen, um fitter zu werden, sondern sich auch aktiv in Ihre Gemeinde einbringen. Die Zusammenhänge zwischen Fitness und sozialem Engagement sind noch nicht ganz klar, aber möglicherweise spielt dabei die Notwendigkeit eine Rolle, Stellung zu beziehen, den eigenen Standpunkt zu vertreten und den Verstand zu gebrauchen. Vielleicht regt auch die Interaktion mit anderen Menschen das Denkvermögen an – eine Wechselbeziehung, die Ihre Motivation und geistig-seelische Verfassung stärkt, was wiederum zu einer Leistungssteigerung führen kann, ähnlich wie ein Sportler, der vor Zuschauern zu persönlichen Bestleistungen angespornt wird. Es gibt zahllose Gelegenheiten, sich zu engagieren:

- Nehmen Sie eine ehrenamtliche Tätigkeit in einem Bereich an, der Ihnen am Herzen liegt. Helfen Sie beispielsweise Menschen, denen es schlechter geht als Ihnen, oder engagieren Sie sich im Umweltschutz. Erkundigen Sie sich in Ihrer Gemeinde, wo Sie gebraucht werden. Wer anderen hilft, hilft letztlich auch sich selbst. Informationen finden Sie beispielsweise auch unter http://www.portal-fuer-senioren.com/freizeit-und-reisen/ehrenamt.
- Nehmen Sie eine bezahlte Tätigkeit an, vor allem Arbeiten, die bei jungen Leuten unbeliebt sind. Die stundenweise häusliche Betreuung von Senioren mit Gebrechen wird heute zu einem großen Teil von Sozialdiensten übernommen, die von sechzig- und siebzigjährigen Mitarbeitern geleitet werden. Es gibt zahlreiche Wohltätigkeitsorganisationen, beispielsweise der Arbeiter-Samariter-Bund, die den großartigen Beitrag hervorheben, den ältere Mitarbeiter leisten. Es ist richtig, Bedenken zu haben, dass man jungen Anwärtern den Arbeitsplatz streitig machen könnte. Aber ältere Menschen sind durchaus gewillt und imstande, Tätigkeiten zu übernehmen, die viele jüngere Leute unattraktiv finden.
- Wagen Sie den Sprung in die berufliche Selbstständigkeit. Fertigen Sie Produkte, verkaufen Sie sie, werden Sie unternehmerisch tätig.
- Gehen Sie in die Politik, indem Sie für ein Amt an Ihrem Wohnort kandidieren, beispielsweise als Gemeinderatsmitglied, oder bekleiden Sie ein Ehrenamt

in einer Schule, etwa als Aufsicht, bei Nachhilfe- und Förderkursen oder im Organisationsbereich.

Ein umfassendes Forschungsprojekt zum Thema »Altwerden in Europa« hob die Bedeutung einer »fortgesetzten Beteiligung an physischen und sozialen Aktivitäten« als Grundbaustein eines gelungenen Alterungsprozesses hervor und erklärte: »Weit davon entfernt, sich in den Ruhestand zu begeben, sollte die Einbindung in das Leben und in die Gesellschaft die Norm für den alternden Teil der Bevölkerung sein.« Viele von uns treten einen Schritt zurück, wenn sie aus dem Erwerbsleben ausscheiden, fühlen sich verunsichert über den Platz, den sie von nun an in ihrer sozialen Gemeinschaft einnehmen, und der Übergang von der Berufstätigkeit in den Ruhestand kann natürlich schwierig sein. Aber es ist wichtig, sich daran zu erinnern, dass wir auch mit siebzig noch viel zu bieten haben: einige Jahrzehnte Verständnis, Erfahrung und Lebenskenntnis sowie Qualifikationen und Fähigkeiten, die anderenfalls verkümmern würden. Und viele von uns haben *Zeit*: ein Gut, an dem es der nächsten Generation oft mangelt. Teilen Sie diese Zeit mit Ihren Mitmenschen, bieten Sie wo auch immer Hilfe an, und lassen Sie sich von der Dankbarkeit überraschen, die Ihnen die Angehörigen Ihrer Gemeinde bezeugen!

Geloben Sie also feierlich, nach einer ehrenamtlichen Tätigkeit Ausschau zu halten, sich in Ihrem Umfeld zu engagieren, Ihr Schneckenhaus zu verlassen und Ihre beachtlichen Lebenskenntnisse zu nutzen, um Menschen zu unterstützen, die weniger Erfahrung haben als Sie.

Resolution für eine bessere Förderung des Denkvermögens

Verfassen Sie eine schriftliche Absichtserklärung nach folgendem Muster, und halten Sie sich daran:

- Ich werde mein Gehirn mindestens dreimal am Tag auf Hochtouren bringen, gegebenenfalls am Arbeitsplatz oder mit einem Sudoku beziehungsweise Kreuzworträtsel.
- Ich werde mich bemühen, an mindestens fünf Tagen in der Woche etwas Neues zu lernen, zum Beispiel ein Musikinstrument oder eine neue Sprache.
- Ich werde mich in meiner Gemeinde engagieren.

3. Förderung und Erhalt einer gesunden Verdauungs- und Leberfunktion

Es ist ziemlich erstaunlich, dass unser Verdauungssystem in der Regel gesund geblieben ist, wenn man bedenkt, womit wir es im Lauf der Jahrzehnte so alles belastet haben. Die Art der Nahrung, die zahlreiche Menschen in unserem Kulturkreis zu sich nehmen, ist teilweise oder ausschließlich Ursache zahlreicher moderner Zivilisationskrankheiten wie Herzinfarkt, Diabetes Typ 2 und einiger Tumorarten, Darmkrebs inbegriffen. Doch Darm und Leber haben sich als verhältnismäßig robust erwiesen – trotz der Tatsache, dass sie viele schädliche chemische Substanzen aus der Außenwelt in unseren Blutkreislauf befördern.

Die Auswirkungen des Alterungsprozesses

Der Darm könnte einen Teil seiner Wirksamkeit bei der Verdauung der Nahrung und anschließenden Aufnahme von Zucker, Fett und Eiweißmolekülen einbüßen, doch das verursacht in der Altersgruppe der Siebzigjährigen selten Beschwerden. Bei den meisten von uns bewältigt der Darm seine Aufgaben noch ziemlich gut. Aber viele leiden mit siebzig plus unter zwei spezifischen Problemen – Verstopfung und Reizdarmsyndrom (RDS). Oft treten beide gemeinsam auf, und obwohl zu den Hauptsymptomen des RDS Schmerzen oder Unwohlsein im Bauchraum, Blähungen und abnorme Stuhlhäufigkeit gehören, können auch Verstopfungen ein typisches Merkmal sein. Bei anderen ist wiederum die Verstopfung das primäre Problem.

Inzwischen haben sich die Experten darauf verständigt, dass diese Beschwerden keine unmittelbare Folge

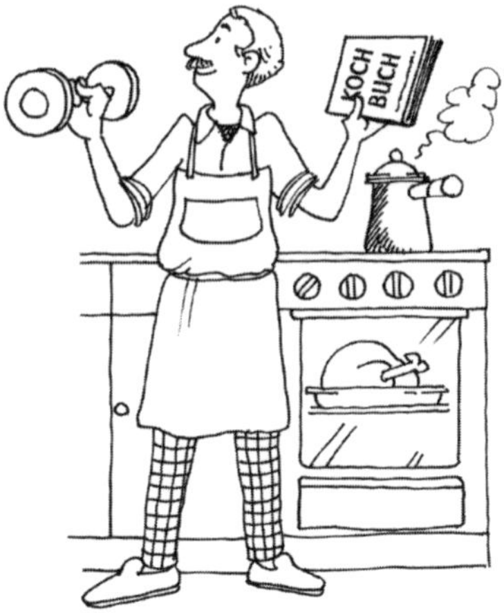

des Alterungsprozesses sind, sondern vielmehr das Ergebnis einer jahrelangen oder, genauer gesagt, jahrzehntelangen ballaststoffarmen Ernährung. Das könnte man als Fitnessverlust der Darmmuskulatur betrachten. Der Darm, sowohl Dick- als auch Dünndarm, hat den Aufbau eines muskulösen Schlauchs. Sein Muskelgewebe unterscheidet sich von dem der Extremitäten, doch für alle gilt dasselbe Prinzip: Wird ein Muskel nicht benutzt, erschlafft er.

Gleichermaßen werden die meisten Lebererkrankungen nicht durch das Altern des Lebergewebes hervorgerufen, sondern durch eine Infektion, beispielsweise eine Hepatitis, oder durch ernährungsbedingte Faktoren. Zu Letzteren gehören vor allem ein übermäßiger Alkohol- und Kalorienkonsum, wobei die Fettleibigkeit inzwischen als eine der Hauptursachen einer Lebererkrankung gilt. Man kann also einiges tun, um Abhilfe zu schaffen, auch wenn man erst mit siebzig beginnt.

Was Sie tun können

Dass die Empfehlung, zwecks Vorbeugung einer Gewichtszunahme weniger zu essen, ein guter Rat ist, liegt auf der Hand. Doch soweit es Ihr Verdauungssystem betrifft, lautet die Schlüsselbotschaft: »Mehr Ballaststoffe essen«, wie es in renommierten medizinischen Fachpublikationen zusammengefasst wird. Optimal ist eine Mischung aus löslichen und unlöslichen Ballaststoffen.

Zu den Nahrungsmitteln, die reich an löslichen Ballaststoffen sind, gehören Haferprodukte, Nüsse, Samen, Bohnen, Linsen und die meisten Obstsorten. Unlösliche Ballaststoffe sind in Weizenkleie, den meisten Gemüsearten und Vollkorngetreide wie Gerste, Bulgurweizen, Hirse, braunem Reis, Roggen, Hafer und Weizenvollkorn enthalten. Essen Sie jeden Tag Obst und Gemüse: Halten Sie sich an die Regel »Fünf Portionen am Tag«. Versuchen Sie, so viele ballaststoffreiche Lebensmittel wie möglich auf Ihren Speiseplan zu setzen. Selbst geringfügige Veränderungen wie die Umstellung von Weiß- auf Vollkornbrot können einen Unterschied bewirken.

Achten Sie auf spezifische Ernährungsbedürfnisse, die Sie entwickeln könnten. Einige Menschen leiden unter einer Glutenunverträglichkeit; und falls Sie mit einem Reizdarmsyndrom (RDS) belastet sind, könnte es sich lohnen, eine glutenfreie Kost auszuprobieren, um zu sehen, ob sie gut anschlägt. (Sprechen Sie aber vorab mit Ihrem Hausarzt.) Gluten ist in Produkten auf Weizenbasis enthalten und wird mit Darmproblemen in Verbindung gebracht. Die meisten großen Supermärkte haben inzwischen ein breitgefächertes Angebot glutenfreier Erzeugnisse in ihrem Sortiment.

Was den Alkohol betrifft, so besteht kein Grund, ganz darauf zu verzichten. Doch Forschungsergebnisse legen nahe, dass Sie ab dem siebzigsten Lebensjahr

- höchstens an vier Tagen in der Woche Alkohol konsumieren sollten,
- an den Tagen, an denen Sie Alkohol trinken, Maß halten sollten: Als unbedenklich gelten 12 Gramm oder ein Standardglas bei Frauen und 24 Gramm oder zwei Standardgläser bei Männern. Informationen finden Sie auch unter http://www.kenn-dein-limit.info/informier-dich.html.

Damit Sie sich eine bessere Vorstellung von der Alkoholmenge machen können, ein Standardglas bei Frauen bedeutet (bei Männern verdoppelt sich die Menge):

- 0,1 Liter Wein,
- 0,25 Liter Bier und
- 4 Zentiliter Schnaps.

Wenn man weniger Alkohol trinkt, nimmt man auch leichter ab, denn Alkohol ist kalorienreich, aber nicht sättigend, sodass der Appetit dadurch oftmals angeregt wird, ein dreifaches Übel. Man sollte außerdem darauf achten, dass der Alkoholkonsum nicht steigt, weil man zu billigeren Spirituosen übergeht, größere Gläser verwendet (heute ist oft schon nach zwei Gläsern Wein fast die ganze Flasche leer) und den subtilen Auswirkungen wenig Beachtung schenkt, wenn man nicht mehr berufstätig ist und am nächsten Morgen ausschlafen kann. Wie wäre es, wenn Sie drei oder vier alkoholfreie Tage in der Woche einführten? Wie viel Alkohol Sie unterm Strich konsumieren, können Sie beispielsweise unter http://www.alkoholrechner.de ermitteln. Geben Sie Ihre Werte ungeschönt ein!

Mittags sollten Sie keinen Tropfen Alkohol trinken, wenn Sie noch berufstätig sind und/oder auch am Nachmittag »Ihr Gehirn einschalten« möchten.

Frühwarnsignale

Blut im Stuhl, eine abrupte Veränderung der Stuhlgewohnheiten, entweder Durchfall oder Verstopfung, die länger als drei Wochen andauern, aber auch Unterleibsschmerzen können ein Hinweis auf Darmkrebs sein. In einem solchen Fall sollten Sie bei Ihrem Hausarzt vorstellig werden. Schmerzen im linken Unterbauchbereich können aber auch durch eine Divertikulitis ausgelöst werden, eine Dickdarmerkrankung, die sich bei einem lang anhaltenden Reizdarmsyndrom einstellen kann. Dabei entstehen kleine Schleimhautausstülpungen in der muskulären Wand des Dickdarms, die sich entzünden können. Das ist keine Vorstufe einer Krebserkrankung, doch wegen der immer wiederkehrenden Schmerzen sollten Sie einen Arzt aufsuchen. Schwerwiegender sind die chronisch-entzündlichen Darmerkrankungen, zu denen auch die Colitis ulcerosa gehört, die ebenfalls Schmerzen, Durchfall und Blut im Stuhl hervorrufen kann. Blut im Stuhl gehört zu den Symptomen, die immer ernst zu nehmen sind und unverzüglich von einem Arzt abgeklärt werden sollten.

Resolution für eine bessere Förderung des Verdauungssystems und der Leberfunktion

Verfassen Sie eine schriftliche Absichtserklärung nach folgendem Muster, und halten Sie sich daran:

- Ich werde mehr Ballaststoffe zu mir nehmen.
- Ich werde jeden Tag *mindestens* fünf Portionen Obst und Gemüse essen.
- Ich werde häufiger Fisch und Huhn statt rotes Fleisch auf den Speiseplan setzen.
- Ich werde meinen Alkoholkonsum reduzieren und höchstens einmal im Monat die empfohlene Menge überschreiten.
- Ich werde jede Woche drei alkoholfreie Tage einlegen.

4. Förderung und Erhalt des metabolischen Gleichgewichts

Der Stoffwechsel oder Metabolismus versorgt den Körper durch die Umwandlung von Nahrungssubstanzen und Sauerstoff mit Energie. Die Stoffwechselrate – die Geschwindigkeit der Energiebereitstellung und des Energieverbrauchs – wird nicht nur durch die individuelle Lebensweise, sondern auch durch die Hormone bestimmt, die vom endokrinen System produziert werden. Zu diesem gehören ebenfalls endokrine Drüsen wie die Schild- und die Bauchspeicheldrüse.

Die Auswirkungen des Alterungsprozesses

Die Stoffwechselrate verlangsamt sich ein wenig, wenn wir in die Jahre kommen. Aber das bedeutet nicht, dass wir mit zunehmendem Alter unvermeidlich langsamer werden. Viele von uns stellen fest, dass ihre Energie allmählich abnimmt. Doch dieser Energiemangel ist in erster Linie auf andere Ursachen zurückzuführen, vor allem auf

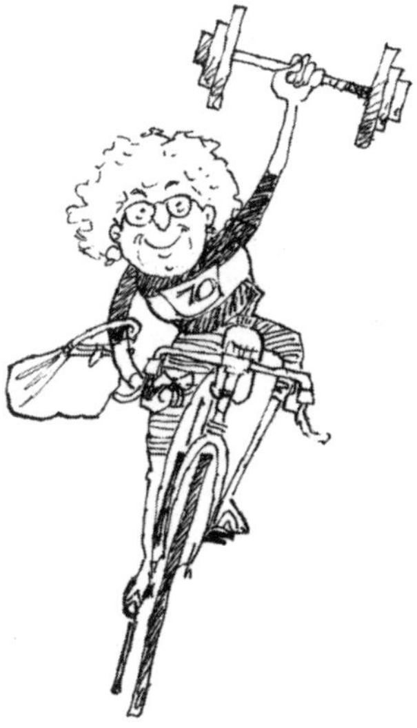

- die Folgen körperlicher Erkrankungen,
- die Auswirkungen psychischer Probleme, beispielsweise einer Depression,
- die Nebenwirkungen von Medikamenten sowie
- den Fitnessverlust.

Natürlich treffen oft auch mehrere der genannten Umstände zusammen.

Das größte Stoffwechselproblem, unter dem Menschen mit sechzig oder siebzig leiden, wird in Fachkreisen als »metabolisches Syndrom« bezeichnet. Es ist durch verschiedene Faktoren gekennzeichnet, unter anderem durch

- Übergewicht,
- einen diagnostizierten Diabetes Typ 2 und
- einen erhöhten Cholesterinspiegel.

Laut Angaben des Statistikamts Eurostat sind 51,6 Prozent der Europäer übergewichtig und 15,9 Prozent fettleibig. Diese Faktoren erhöhen das Risiko von Herzerkrankungen, Schlaganfall und Krebs. Es ist gleichwohl wichtig, das metabolische Syndrom nicht als Krankheit an sich zu betrachten, sondern vielmehr als unvermeidliche Folge einer jahrelangen Gewohnheit, mehr Kalorien zu sich zu nehmen als erforderlich.

Gewichtszunahme, metabolisches Syndrom und Diabetes Typ 2 lassen sich auf einen rückläufigen Energieumsatz zurückführen, unter dem die meisten Menschen ab dem zwanzigsten Lebensjahr leiden. Das heißt nicht, dass dieser Rückgang einem Mangel an schweißtreibenden Übungen in Fitnesskluft und »Muckibude« geschuldet ist, sondern eher einem generellen Defizit an Bewegung. Das metabolische Syndrom und Diabetes Typ 2 werden oft durch eine zu hohe Kalorienzufuhr begünstigt, und das ist ganz sicher bei zahlreichen Menschen der Fall.

Doch die grundlegende Ursache ist kein Überschuss, sondern vielmehr ein Mangel. Man könnte sie auch als Folge einer Volkskrankheit definieren, die in der heutigen Zeit grassiert: das *Bewegungsmangel-* oder *»Wohlstandssyndrom«*.

Der weitverbreitete Diabetes Typ 2 ist das unmittelbare Resultat einer »Inaktivitätsepidemie«, deren Auswirkungen sich im Verlauf der Jahre summiert haben und auf eine Lebensweise zurückzuführen sind, bei der man anfangs vielleicht nur 50 Kalorien mehr zu sich nahm, als man verbrauchte, aber

> 50 Kalorien am Tag (zum Beispiel ein kleiner Keks) summieren sich zu 18 250 Kalorien oder 2,26 Kilogramm Fett pro Jahr.

Das ist eine ähnliche Rechnung wie die, die Wilkins Micawber im Bildungsroman *David Copperfield* von Charles Dickens aufstellte:

> »Jährliches Einkommen zwanzig Pfund. Jährliche Ausgaben: neunzehn Pfund, neunzehn Schilling, sechs Pence. Resultat: Wohlergehen.
> Jährliches Einkommen: zwanzig Pfund. Jährliche Ausgaben: zwanzig Pfund und sechs Pence. Ergebnis: Elend.«

Und bezogen auf die Gesundheit bedeutet das:

> Energiekonsum 2000 Kalorien täglich. Energieverbrauch 1900 Kalorien. Ergebnis unterm Strich: metabolisches Syndrom und Kummer.

Was Sie tun können

Versuchen Sie gegebenenfalls, Ihr Gewicht zu reduzieren! Der Energieverbrauch am Arbeitsplatz oder in der häuslichen Umgebung hat sich stetig verringert. Glücklicherweise, denn niemand möchte in eine Welt zurückkehren, in der es noch keine Waschmaschinen oder Gabelstapler gab. Aber wir müssen uns bewusst machen, dass sich unsere Umwelt gewandelt hat und zahlreiche neue Gefahren birgt. Das Risiko von Arbeitsunfällen und berufsbedingten Erkrankungen wurde dramatisch gesenkt, aber durch den Risikofaktor Bewegungsmangel ersetzt, eine Folge der Veränderungen im beruflichen und häuslichen Bereich. Die »Hauptübeltäter« sind Auto, Fernseher und Computer.

Die Zeitungen sind voll von Traktaten über die moderne Ernährungsweise und den Beitrag, den sie zur »Fettleibigkeitsepidemie« leistet, doch inzwischen sind die Experten zunehmend der Meinung, dass nicht die Ernährung, sondern die wachsende Anzahl der Autobesitzer der größte Einflussfaktor bei der Verbreitung dieser Zivilisationskrankheit ist.

Bei den Siebzigjährigen hat die zunehmende Verfügbarkeit und Abhängigkeit vom Auto die Energiemenge verringert, die wir verbrauchen, um an den Arbeitsplatz zu gelangen, einkaufen zu gehen oder unsere Freizeit zu gestalten. Viele Menschen würden genauso viel Energie verbrennen wie im Fitnessstudio, wenn sie zu Fuß dorthin gingen, statt hin- und zurückzufahren.

Mehr Bewegung in Kombination mit der Umstellung auf eine gesunde Ernährung ist ein effektives Mittel zur Vorbeugung, Behandlung und Heilung beim metabolischen Syndrom und Diabetes Typ 2.

Gewichtsreduktion

Zwischen dem sechzigsten und siebzigsten Lebensjahr haben Sie vielleicht zugenommen. Einige Leute haben Glück und werden nach dem Eintritt in den Ruhestand schlanker, weil sie weniger am Schreibtisch oder im Auto sitzen. Überlegen Sie, wie viel Sie idealerweise mit dreißig gewogen haben, und betrachten Sie das als Ihr Zielgewicht. Um es zu erreichen, sollten Sie

- erstens auf eine gesunde Ernährung achten, indem Sie
  - mehr Gemüse auf den Speiseplan setzen und mehr Obst essen (mindestens fünf Portionen Obst und Gemüse pro Tag),
  - mehr Ballaststoffe zu sich nehmen (sowohl lösliche als auch unlösliche),
  - Fisch und Huhn statt rotes Fleisch zu sich nehmen,
  - Olivenöl statt Butter und Margarine verwenden sowie
  - Ihren Zuckerkonsum reduzieren (Kekse, Kuchen, Süßigkeiten, Schokolade und Zucker in jedweder Form), und
- zweitens für mehr Bewegung sorgen: Wenn Sie ein Jahr lang täglich eine halbe Stunde beherzt spazieren gehen, verbrennen Sie insgesamt 4,5 Kilogramm Fett.

Eine gesunde, ausgewogene Ernährung

Das Wort »Diät« wurde ursprünglich im Sinne von »Lebensführung« verwendet, womit die richtige Ernährungs- oder Lebensweise gemeint war. Seit Hippokrates versteht man darunter eine spezielle Ernährungsform des Menschen, bei der längerfristig oder dauerhaft bestimmte Lebensmittel verzehrt werden. In der heutigen Umgangssprache wird der Begriff meistens mit einer Maßnahme zur Gewichtsreduktion gleichgesetzt. Es ist wissenschaftlich nachgewie-

sen, dass viele Menschen ihre Gesundheit durch eine gezielte Gewichtsabnahme verbessern und darüber hinaus auch ihren Gelenken Erleichterung verschaffen würden. Um herauszufinden, ob Sie abnehmen sollten oder nicht, reicht es in der Regel aus, sich im Spiegel anzuschauen und sich ein aufrichtiges Urteil zu bilden!
Eine gesunde, ausgewogene Ernährung für Senioren ab dem siebzigsten Lebensjahr bedeutet oft, von bestimmten Lebensmitteln mehr und von anderen weniger zu essen. Tipps finden Sie beispielsweise unter http://www.senioren-ratgeber.de/gesund-essen.

Essen (und trinken) Sie weniger	**Essen (und trinken) Sie mehr**
Zucker, einschließlich Keksen, Schokolade und Süßigkeiten	Gemüse, wenn möglich, aus eigenem Anbau
Kuchen, Gebäck	Obst, auf mindestens fünf Portionen Obst und Gemüse pro Tag abzielen
Rotes Fleisch	Fisch
Würste und industriell verarbeitete Fleischsorten, zum Beispiel Salami und Schinken	Huhn
Frittierte Nahrungsmittel	Dampfgegarte Nahrungsmittel
Butter und Sahne	Olivenöl
Vollmilch	Teilentrahmte oder Magermilch wegen des hohen Calciumgehalts

Essen (und trinken) Sie weniger	Essen (und trinken) Sie mehr
Alkoholische und süße Getränke, alkoholhaltige Getränke sind sehr kalorienreich	Wasser
Ballaststoffarme Lebensmittel, zum Beispiel Weißbrot und Weißmehl	Ballaststoffreiche Lebensmittel, etwa dunkles oder Vollkornbrot, Vollkornmehl und ballaststoffreiches Getreide wie brauner Reis, Hirse, Bulgurweizen und Hafer. Wenn die Inhaltsstoffe des Brots auf der Verpackung angegeben sind, halten Sie nach Produkten mit einer Nährstoffverteilung von *weniger* als 10 zu 1 (Kohlenhydrate zu Ballaststoffen) Ausschau. Wenn die Inhaltsstoffe von Cerealien aufgelistet sind, halten Sie nach Produkten mit einer Nährstoffverteilung von *weniger* als 5 zu 1 (Kohlenhydrate zu Ballaststoffen) Ausschau.

»Gute Essensgewohnheiten« sind genauso wichtig wie eine gesunde Ernährungsweise: In Ländern, in denen die Fettleibigkeit weit verbreitet ist, essen die Leute häufig »nebenbei«, etwa beim Fernsehen. Das Ergebnis ist, dass sie auch dann noch Hunger

verspüren, wenn der Teller leer ist, weil das Gehirn nicht registriert, dass sein Besitzer längst gegessen hat. Der britische Restaurantkritiker und *Sunday-Times*-Kolumnist A. A. Gill schrieb, man sollte niemals im Gehen essen, weil die Qualität der Nahrung, die man dabei zu sich nimmt, weniger Beachtung findet, was das Sättigungsgefühl unterwandert. Der US-amerikanische Ernährungsreformer Horace Fletcher empfahl schon vor über hundert Jahren, jeden Bissen 32-mal zu kauen. Diese besonders gründliche Kautechnik, »Fletcherismus« genannt, fördert nicht nur die Verdauung, sondern verbessert auch die Gewichtskontrolle, weil man sich in stärkerem Maße auf den Vorgang des Essens konzentriert und sich daher schneller gesättigt fühlt.
Und bedenken Sie auch stets, dass körperliche Bewegung und Gewichtsreduktion untrennbar miteinander verbunden sind. Deshalb sollten Sie immer beides im Blick behalten. Kombinieren Sie eine gesunde, ausgewogene Ernährung mit dem Fitnessprogramm aus dem 2. Kapitel, und gehen Sie häufiger spazieren, wenn Sie bestrebt sind, ein paar Kilo weniger auf die Waage zu bringen.

Frühwarnsignale

Zu den Frühwarnsignalen für Diabetes Typ 2 können ein anhaltender Erschöpfungszustand und permanenter Durst gehören, Symptome, die Sie mit Ihrem Hausarzt besprechen sollten. Es ist darüber hinaus empfehlenswert, regelmäßig einen Blick in den Spiegel zu werfen. Falls sich Ihre Körperform in horizontaler Richtung seit dem dreißigsten Lebensjahr erheblich verändert hat – *ehrlich* gestanden! –, sollten Sie ebenfalls einen Arzt aufsuchen.

Auch ein rapider unbeabsichtigter Gewichtsverlust zählt zu den Veränderungen, die ärztlicher Aufmerksamkeit bedürfen. Wenn Sie im Verlauf eines Jahres eine stetige Gewichtszunahme in Kombination mit einem Gefühl der Erschöpfung feststellen, könnte eine Schilddrüsenstörung vorliegen und deshalb ein Arztbesuch angeraten sein. Die Fettleibigkeit (Adipositas) nimmt

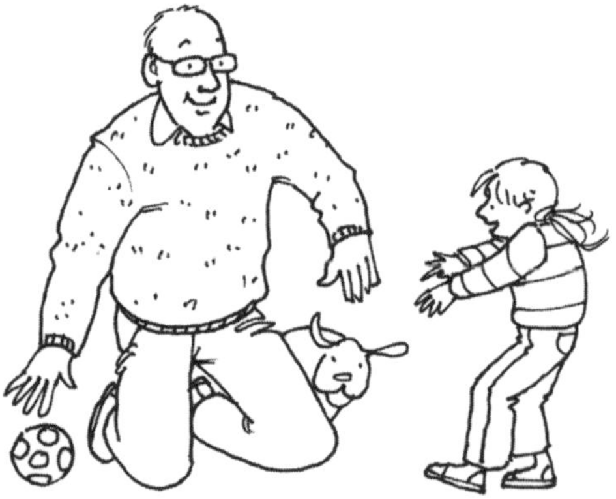

in allen Altersgruppen zu und ist besonders besorgniserregend bei Kindern. Verwöhnen Sie Ihre Enkelkinder, wenn Sie zu Besuch kommen, lieber mit Aktivitäten statt mit Süßigkeiten!

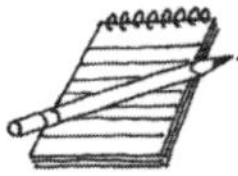

Resolution für eine bessere Förderung des metabolischen Gleichgewichts

Verfassen Sie eine schriftliche Absichtserklärung nach folgendem Muster, und halten Sie sich daran:

- Ich werde meine Ernährung und meine Bewegungsgewohnheiten ändern, um mein Zielgewicht zu erreichen, das Gewicht, das ich idealerweise mit dreißig hatte.
- Ich werde mir mindestens dreimal in der Woche eine zusätzliche halbe Stunde Zeit für sportliche Aktivitäten nehmen.
- Ich werde mir jeden Tag eine ausreichende Menge Ballaststoffe zuführen.

5. Förderung und Erhalt einer gesunden Lungenfunktion

Die Hauptaufgabe der Lunge besteht darin, den Körper mit einer ausreichenden Sauerstoffmenge zu versorgen. Eine Lungenfunktionsstörung kann Kurzatmigkeit oder Atemnot bei körperlicher Anstrengung zur Folge haben. Ist die Beeinträchtigung schwerwiegend, macht sie sich auch im Ruhezustand bemerkbar.

Die Auswirkungen des Alterungsprozesses

Der siebzigjährige Holländer Joop Rüter stellte 2003 mit einer Zeit von 5 Minuten und 19 Sekunden einen Weltrekord beim Lauf über eine Meile (1,6 Kilometer) auf. Den Rekord im Radfahren über eine Strecke von 25 Meilen (etwa 40 Kilometern) hielt der Brite John Woodburn im Alter von 71 Jahren mit einer Zeit von 54 Minuten und 21 Sekunden. Das entspricht einer Geschwindigkeit von circa 45 Kilometern pro Stunde. Die Auswirkungen des Alterungsprozesses auf die Lunge sind an sich relativ zweitrangig, denn ein solches Leistungsniveau, das nur wenige Zwanzigjährige erreichen könnten, ist einer Lunge geschuldet, die fünfzig Jahre lang großen Belastungen ausgesetzt war. Bei den meisten Siebzigjährigen ist die Lungenfunktion durch eine Reihe anderer Faktoren geschwächt:

- *Umweltschadstoffe:* 1979 wurde das Genfer Luftreinhalteabkommen (CLRTAP) zwischen europäischen Staaten, den USA, Kanada und der Sowjetunion geschlossen. Die heute siebzigjährigen Bewohner in Großstädten und Industriegebieten verbrachten folglich die erste Zeit ihres Lebens in einer Umgebung, die der Lungenfunktion höchst abträglich war. Können Sie sich noch an die schwarzen Rauch-, Ruß- und Abgaswolken erinnern?

- *Rauchen:* In den Sechzigerjahren tauchten vermehrt Berichte über das Rauchen und die negativen Auswirkungen auf die Gesundheit auf. Während unserer Teenagerzeit war Rauchen weit verbreitet und gesellschaftlich akzeptiert, mit dem Ergebnis, dass die Lungen vieler Siebzigjähriger durch den eigenen Tabakkonsum, den ihrer Eltern oder beides gelitten hat.

Dazu kommt, dass die Sauerstoffverwertung des Körpers nicht nur durch die Lungenfunktion, sondern ebenso durch die Fähigkeit der Muskelzellen beeinflusst wird, Sauerstoff aus dem Blut aufzunehmen. Mit dem Fitnessverlust wird auch diese Fähigkeit geschwächt, sodass zunehmende Kurzatmigkeit, genau wie viele andere Gesundheitsprobleme, dem Alterungsprozess angelastet wird, obwohl sie in Wirklichkeit auf Umweltfaktoren *und* den Verlust der Fitness zurückzuführen ist.

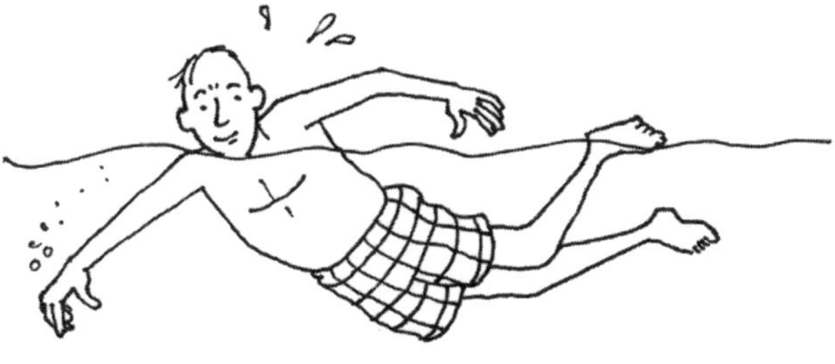

Die gute Nachricht lautet: Es ist durchaus möglich, die Entwicklung der Kurzatmigkeit hinauszuzögern und die Sauerstoffaufnahmefähigkeit des Körpers sogar zu verbessern.

Was Sie tun können

- Wenn Sie rauchen, sollten Sie versuchen aufzuhören, und zwar sofort (siehe unten: »Ihr Raucherentwöhnungsprogramm«).
- Achten Sie darauf, sich gegen Grippe und Pneumokokken-Erkrankungen impfen zu lassen (siehe »Impfung« im 4. Kapitel).
- Gehen Sie an mindestens drei Tagen in der Woche Aktivitäten nach, die Sie außer Atem bringen. Schwere Hausarbeit, Radfahren, Tanzen, Schwimmen und ein flotter Spaziergang sind ideal. Wichtig ist nicht die Dauer, sondern die Intensität der körperlichen Bewegung. Es ist besser, Übungen zu machen, bei denen Sie die Unterhaltung 10 Minuten lang unterbrechen müssen, um genug Luft zu bekommen, als eine halbe Stunde lang geruhsam vor sich hin zu schlendern. Damit würden sie zwar die Ausdauer stärken, doch der Hauptvorteil kommt nicht der Lunge, sondern der Muskulatur zugute. Innerhalb der Muskeln finden Prozesse statt, die dem Blut beim Transport durch den Muskel Sauerstoff entziehen. Diese Prozesse werden noch wirksamer, wenn die Muskeln durch regel-

mäßige Arbeit dazu gezwungen werden, die Sauerstoffentnahme zu erhöhen.

Wie bereits gesagt wurde, werden Sie sich nicht nur besser fühlen, wenn Sie mit siebzig aktiv bleiben und mehr für Ihre Gesundheit tun. Sie verringern auch das Risiko, mit achtzig und neunzig ans Haus gefesselt zu sein. Sorgen Sie vor, damit Sie das Leben heute und morgen in seiner ganzen Fülle genießen können.

Ihr Raucherentwöhnungsprogramm

Mit siebzig dem Rauchen abzuschwören ist eine der besten Entscheidungen, die Sie treffen können, um Ihre Gesundheit, Ihre Attraktivität und Ihr allgemeines Wohlbefinden auch mit achtzig oder neunzig zu verbessern. Wenn Sie mit siebzig das Rauchen aufgeben,

- pendelt sich das Risiko ein, an Lungenkrebs zu erkranken, statt mit jedem Lebensjahr zu steigen, wenn Sie weitermachen wie bisher,
- reduzieren Sie das Herzinfarktrisiko (mit achtzig ist es dann fast genauso groß wie bei Menschen, die nie geraucht haben),
- senken Sie die Risiken, die bei einem chirurgischen Eingriff mit der Vollnarkose verbunden sind, und
- lindern Sie die Symptome, die bei einer Bronchitis auftreten.

Es ist nie zu spät, um sich die Vorteile der Raucherentwöhnung zunutze zu machen. Auch wenn Sie schon zehnmal probiert haben, mit dem Rauchen aufzuhören, versuchen Sie es aufs Neue, denn es gibt heute wesentlich wirksamere Hilfs- und Unterstützungsangebote als früher.

Wählen Sie einen guten Zeitpunkt, um aufzuhören

Natürlich ist jeder Zeitpunkt ein guter, aber Sie können Ihre Erfolgschancen erhöhen, wenn Sie ein Datum wählen, das Sie persönlich motiviert, beispielsweise

- Ihren Geburtstag,
- den Neujahrstag oder
- die Geburt eines Enkelkindes; denn Sie möchten dem Baby doch gewiss nicht schaden, indem es Ihretwegen passiv raucht.

Nehmen Sie ärztliche Hilfe in Anspruch

Wie beschäftigt Ärzte und ihr Team auch sein mögen, sie wissen, dass sie einen der besten Gesundheitsdienste anbieten, wenn sie Ihnen dabei helfen, mit dem Rauchen aufzuhören. Sie können Sie außerdem an eine professionelle Rauchstoppberatung weitervermitteln. Sie finden aber auch im Internet die entsprechenden Adressen und können den Kontakt direkt herstellen. Unter www.anbieter-raucherberatung.de können Sie beispielsweise bundesweite Rauchstoppangebote finden.

Holen Sie sich in Ihrem sozialen Umfeld Unterstützung

Familienangehörige und Freunde können Sie in gleichem Maße unterstützen wie professionelle Berater. Einige Raucher finden es beispielsweise hilfreich, feierlich zu geloben, das eingesparte Geld einer Wohltätigkeitsorganisation zu spenden, und bitten Freunde, sich täglich mit ihnen in Verbindung zu setzen, um sich Ermutigung zu holen. Es gibt auch kostenlose Ausstiegsprogramme von Nichtrauchertrainern, die Ihren Weg in eine rauchfreie Zukunft durch persönliche Gespräche, E-Mails oder SMS unterstützen.

Keine Angst vor einer medikamentösen Raucherentwöhnung

Ein Grund, warum Entwöhnungsversuche scheitern, sind die Nikotinentzugssymptome. Verzichten Sie aber darauf, als Ersatz zur E-Zigarette überzugehen. Erkundigen Sie sich nach Arzneimitteln, die speziell auf eine bessere Bewältigung der Entzugssymptome zugeschnitten sind. Es gibt drei Möglichkeiten, den Rauchstopp medikamentös zu unterstützen:

- *Champix-Tabletten:* Sie enthalten Vareniclin, einen Wirkstoff, der sich an die Nikotinrezeptoren im Gehirn ankoppelt.

- *Zyban-Tabletten:* Sie sind rezeptpflichtig und enthalten den Wirkstoff Bupropion.
- *Nikotinersatztherapie (NET):* eine dosierte Zuführung von Nikotin, die in Form von Lutschtabletten, Nasenspray, Inhalator und Pflaster erhältlich ist.

Falls Sie überhaupt noch rauchen, hören Sie jetzt damit auf. Falls Sie es schon vorher vergeblich probiert haben, versuchen Sie es erneut, dieses Mal mit tatkräftiger Unterstützung. Haben Sie Freunde, die ebenfalls rauchen, helfen Sie ihnen bei der Entscheidung, das Rauchen aufzugeben, und spornen Sie sich gegenseitig an, rauchfrei zu werden.

Frühwarnsignale

Ein plötzlich einsetzender beharrlicher Husten, Heiserkeit, die sich über drei Wochen oder einen längeren Zeitraum hinzieht, oder blutiger Auswurf beim Husten können Anzeichen einer ernsthaften Erkrankung sein. In solchen Fällen ist es ratsam, einen Arzt aufzusuchen.

Resolution für eine bessere Förderung der Lungenfunktion

Verfassen Sie eine schriftliche Absichtserklärung nach folgendem Muster, und halten Sie sich daran:

- Ich werde mindestens dreimal in der Woche 10 Minuten lang Fitnessübungen machen, die mich außer Atem bringen (ein flotter Spaziergang reicht schon aus).
- Ich werde mich jeden Winter gegen Grippe impfen lassen.
- Ich werde mit meinem Hausarzt besprechen, ob ich eine Pneumokokken-Impfung gegen Lungenentzündung brauche.
- Ich werde mit dem Rauchen aufhören (falls Sie es noch nicht getan haben!).

6. Förderung und Erhalt einer gesunden Herzfunktion

In den letzten zwanzig Jahren ist die Anzahl der Menschen, die an einer Herzerkrankung leiden oder sterben, deutlich zurückgegangen. Das liegt an den besseren Präventionsmaßnahmen und Behandlungsmethoden, insbesondere bei koronaren Herzkrankheiten – einer Verhärtung der kleinen Herzkranzgefäße, die mit einer Durchblutungsstörung des Herzmuskels einhergeht.

Die Auswirkungen des Alterungsprozesses

Das Herz ist ein großer Muskel, dessen Leistungsfähigkeit wie bei allen Muskeln mit zunehmendem Alter nachlässt. Hinzu kommt, dass sich auch die elektrischen Impulse, die den Herzschlag herbeiführen, mit dem Alter verändern. Die maximale Herzfrequenz – die Anzahl der Herzschläge, die ein Mensch unter größtmöglicher körperlicher Belastung zu erreichen vermag – geht ungefähr um 1 Prozent pro Jahr zurück. Die Auswirkungen sind allerdings nur dann spürbar, wenn man sportlichen Aktivitäten bis zur absoluten Leistungsgrenze nachgeht, was in unserer Altersgruppe alles andere als empfehlenswert ist! Doch die meisten physischen Einschränkungen, die sich bemerkbar machen, von einer Herzinsuffizienz bis hin zu Schmerzen im Brustraum oder einem unregelmäßigen Puls mit Herzstolpern, werden nicht durch den Alterungsprozess, sondern durch Krankheiten und einen ungesunden Lebensstil hervorgerufen. Zu den Hauptursachen gehört das Rauchen. Auch die moderne westliche Ernährungsweise erhöht bekanntlich das Risiko einer Herzerkrankung, wohingegen die traditionelle Mittelmeerküche empfehlenswert ist. Darüber hinaus ist das Nachlassen der Herzfunktion teilweise auch auf das Versäumnis zurückzuführen, das Herz durch körperliche Aktivität fit zu halten. Doch hier lässt sich auch mit siebzig noch Abhilfe schaffen.

Was Sie tun können

Sie können einiges unternehmen, um einer weiteren Beeinträchtigung der Herzfunktion durch Fitnessverlust und Krankheiten vorzubeugen, selbst dann, wenn Sie bereits an einer Herzerkrankung leiden:

- Als Erstes sollten Sie, falls Sie noch rauchen, unverzüglich damit aufhören (siehe oben).
- Zweitens sollten Sie an mindestens drei Tagen in der Woche Fitnessübungen machen, die Ihre Herzfrequenz erhöhen. Sie müssen dafür weder ins Fitnessstudio gehen noch sich in eine hautenge Funktionskluft zwängen. Mit einem flotten Spaziergang, Radfahren, Tanzen oder Schwimmen erreichen Sie das gleiche Aktivitätsniveau.
- Achten Sie auf eine gesunde Ernährung (siehe »Förderung und Erhalt des metabolischen Gleichgewichts«, »Eine gesunde, ausgewogene Ernährung«).
- Vergewissern Sie sich, dass Ihr Blutdruck nicht zu hoch ist. Anderenfalls unternehmen Sie etwas dagegen! Sie können abnehmen und/oder Medikamente gegen Bluthochdruck nehmen, falls sie ärztlich verordnet wurden.

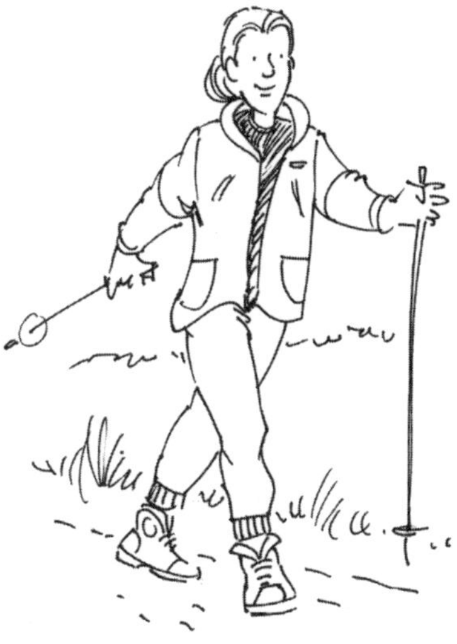

Welche Rolle Arzneistoffe wie Statine für die Prävention von Herzkrankheiten bei Menschen spielen, die bisher keinerlei Symptome hatten, ist umstritten. Derzeit werden sie vorbeugend bei Hochrisikopatienten oder als Sekundärprophylaxe nach einem Herzinfarkt eingesetzt. Erkundigen Sie sich bei einem Gesundheitscheck, in welchem Ausmaß Sie gefährdet sind.

Wenn Sie bereits an einer Herz- oder Herz-Kreislauf-Erkrankung leiden, ist es noch wichtiger, die Leistungsfähigkeit des Herzens zu verbessern und das Risiko einer weiteren Verschlechterung seiner Funktion oder eines Infarkts zu senken. In diesem Fall sollten Sie, genau wie ich, allen zuvor genannten Empfehlungen folgen und sich darüber hinaus der medizinischen Behandlung unterziehen, die Ihr Kardiologe vorschlägt.

Wie beim Programm, das auf Förderung und Erhalt der Lungenfunktion abzielt, sind die Fitnessübungen zur Verbesserung der Herzfunktion auch für andere Bereiche des Körpers von Vorteil. Als »Claudicatio intermittens« (abgeleitet vom lateinischen Verb *claudicare* für »hinken«) bezeichnet man beispielsweise das zeitweilige Hinken bei einer arteriellen Verschlusskrankheit, welche mit starken Schmerzen verbunden ist (verbreitet vor allem bei Männern, die geraucht haben). Sie werden durch einen Sauerstoffmangel aufgrund von Durchblutungsstörungen in der Beinmuskulatur verursacht, lassen aber nach, wenn eine Gehpause eingelegt wird. Die positiven Auswirkungen der Fitnessübungen in Verbindung mit einer adäquaten medizinischen Behandlung verbessern nicht nur die Herzfunktion, sondern auch die Fähigkeit der Muskelzellen, Sauerstoff aus dem Blut aufzunehmen, wobei oft die Notwendigkeit einer Operation entfällt, um die verengten Arterien zu ersetzen.

Sie sollten außerdem die Empfehlungen des öffentlichen Gesundheitsdienstes beziehungsweise Ihres kommunalen Gesundheitsamts in Betracht ziehen. Dort erhalten Sie unter anderem Informationen über Maßnahmen zur Gesundheitsförderung, beispielsweise

- regelmäßige Gesundheitschecks und
- Vorsorgeuntersuchungen wie das Screening auf ein Bauchaortenaneurysma, eine krankhafte Erweiterung der Hauptschlagader (Aorta) im Bauchraum. Das Angebot zur Früherkennung des Bauchaortenaneurysmas sollte vor allem von Männern wahrgenommen werden, da Frauen nur selten davon betroffen sind.

Frühwarnsignale

Symptome wie Schmerzen im Brustraum oder ein plötzlich auftretendes Engegefühl im Brustbereich mit zunehmender Atemnot, die entweder bei körperlich anstrengenden Aktivitäten oder im Ruhezustand auftreten, sollte man keinesfalls ignorieren. Rufen Sie einen Krankenwagen, oder bitten Sie jemanden, Sie in die Notaufnahme des nächstgelegenen Krankenhauses zu fahren.

Resolution für eine bessere Förderung der Herzfunktionen

Verfassen Sie eine schriftliche Absichtserklärung nach folgendem Muster, und halten Sie sich daran:

- Ich werde auf eine gesunde Ernährung achten (siehe »Förderung und Erhalt des metabolischen Gleichgewichts«, »Eine gesunde, ausgewogene Ernährung«) und mit dem Rauchen aufhören.
- Ich werde an mindestens drei Tagen in der Woche eine halbe Stunde lang Fitnessübungen machen, die mich außer Atem bringen (ein flotter Spaziergang reicht aus).
- Ich werde regelmäßig meine ärztlich verordneten Medikamente einnehmen, um das Risiko einer Herzerkrankung zu verringern.

7. Förderung und Erhalt der Muskelkraft

»Wer rastet, der rostet«, heißt es im bereits zitierten Sprichwort, was besagt, dass man körperlich und geistig aktiv bleiben sollte. Wenn Sie Ihre Muskeln nicht benutzen, verkümmern sie. Und wie bereits erwähnt wurde, haben wissenschaftliche Studien gezeigt, dass der Schwund des Muskelgewebes, der früher als unvermeidliche Folge des Alterns galt, in Wirklichkeit weitgehend auf einen Mangel an körperlicher Bewegung zurückzuführen ist. In den Achtzigerjahren entnahm Dr. Archie Young, einer meiner Kollegen mit Schwerpunkt Sportmedizin, der später Professor des Fachbereichs Geriatrie in Edinburgh wurde, seinen Probanden im Rahmen eines Forschungsprojekts Muskelzellen. Das Ergebnis überzeugte mich davon, dass der Verlust der Muskelkraft in stärkerem Maß durch Inaktivität als durch den Alterungsprozess verursacht wird. Die verminderte Muskelspannung ist nicht nur der persönlichen Trägheit geschuldet, sondern eine Folge des veränderten Lebensstils im 20. und 21. Jahrhundert. Im 20. Jahrhundert war nicht etwa ein starker rechter Arm oder eine kräftige Beinmuskulatur der wichtigste Teil der menschlichen Anatomie, sondern das Gesäß – denn es begann das Zeitalter der sitzenden Lebensweise. Erschwerend kommt hinzu, dass man Menschen, die unter chronischen Beschwerden leiden, auch heute noch empfiehlt, es »ruhig angehen zu lassen«, obwohl es besser wäre, aktiv zu werden und etwas für die Fitness zu tun.

Die Auswirkungen des Alterungsprozesses

Der Alterungsprozess wirkt sich auch auf die Muskelfasern aus. Im Lauf der Jahre finden einige Veränderungen statt, die ihre Kraft reduzieren. Und je älter wir werden, desto schneller wird das Muskelgewebe durch Inaktivität abgebaut. Bei Männern wird der altersbedingte Muskelschwund durch die verringerte Produktion des Sexualhormons Testosteron noch verstärkt. Doch bei vielen von uns ist die Hauptursache mangelnde Bewegung.

Was Sie tun können

Sie sollten unverzüglich ein Training in Betracht ziehen, bei dem Sie Kraft aufbauen. Spaziergänge und Laufen tragen in hohem Maße zur Stärkung der Beinmuskulatur bei, aber es gibt noch zahlreiche andere Muskeln, die einer Kräftigung bedürfen. Dazu gehören vor allem die Muskulatur der oberen Extremitäten und die sogenannte Rumpf- oder Kernmuskulatur – die tiefen Bauch-, Rücken- und Beckenbodenmuskeln im untersten Bereich der Wirbelsäule. Beginnen Sie mit dem Krafttraining gemäß den Anleitungen »Kraft aufbauen« im 2. Kapitel.

Frühwarnsignale

Schwerwiegende Muskelerkrankungen kommen selten vor. Sollten bei einer Fitnessübung akute Schmerzen auftreten, haben Sie sich möglicherweise einen Muskelfaserriss zugezogen. Legen Sie einfach eine Eispackung auf, die Sie in ein Geschirrtuch eingewickelt haben (oder bewahren Sie für diesen Zweck eine Packung Tiefkühlerbsen im Gefrierschrank auf), und lassen Sie diese spezielle Übung zwei Woche lang aus.

Wenn Sie unlängst mit der Einnahme eines neuen Medikaments begonnen haben, könnten die Muskelschmerzen eine Nebenwirkung sein. Halten Sie Rücksprache mit Ihrem Hausarzt oder Ihrem Apotheker. Zu den Arzneistoffen, die diese Beschwerden verursachen können, gehören Statine (die zum Beispiel in Medikamenten zur Senkung des LDL-Cholesterins enthalten sind). Schmerzen beim Gehen in einem oder beiden Wadenmuskeln, die nach Zurücklegen einer gewissen Entfernung auftreten, gehören zu den Symptomen, die auf eine Verengung der Blutgefäße hindeuten könnten und ärztlich abgeklärt werden sollten.

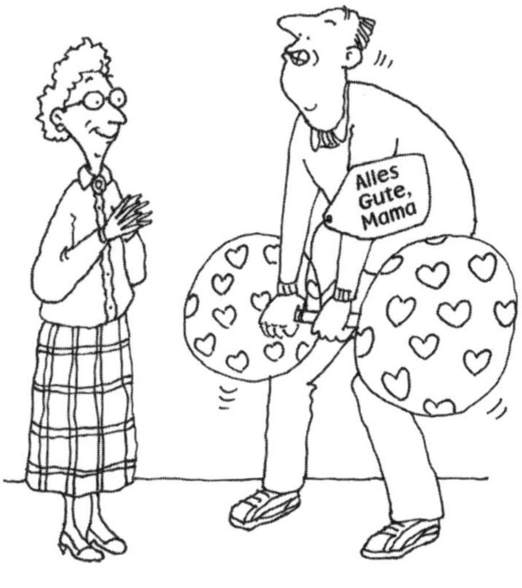

Resolution für eine bessere Förderung der Muskelfunktion

Verfassen Sie eine schriftliche Absichtserklärung nach folgendem Muster, und halten Sie sich daran:

- Ich werde jeden Tag Kraftübungen für die oberen Extremitäten (siehe »Übungen zur Stärkung der oberen Extremitäten« im 2. Kapitel) und
- für die Kernmuskulatur machen (siehe »Übungen zur Stärkung der Rumpfstabilität« im 2. Kapitel).

8. Förderung und Erhalt der Knochenstärke

Wir sollten alles daransetzen, die Stabilität unseres Skeletts zu erhalten. Je älter wir werden, desto größer ist die Notwendigkeit, für eine kräftige Knochenstruktur zu sorgen, um das Risiko einer Fraktur zu senken. Das Skelett besteht aus Knochen, die durch Gelenke miteinander verbunden sind. Auf die Förderung und den Erhalt elastischer Gelenke, einschließlich der Wirbelsäulenknochen, gehen wir an späterer Stelle ein.

Die Auswirkungen des Alterungsprozesses

Der Knochenmasseverlust ist ein unvermeidlicher Bestandteil des Alterungsprozesses. Die Begriffe »Osteopenie« und »Osteoporose« werden oft benutzt, um diesen Abbauprozess zu beschreiben, aber mit »Osteopenie« ist lediglich eine Minderung der Knochendichte gemeint, die fortschreiten und eine Vorstufe zur Osteoporose sein kann. Die Ausdünnung des Knochengewebes kann jeden betreffen und ist an sich keine Erkrankung, aber ein schwerwiegendes Problem, da mit dem Alter die Gefahr von Knochenbrüchen wächst.

Die Knochenstärke bei Siebzigjährigen wird von den zwei folgenden Faktoren bestimmt:

- der Knochenstärke im Alter von dreißig Jahren und
- der Geschwindigkeit des Knochenmasseverlusts.

Es liegt auf der Hand, dass Sie den ersten Faktor nicht beeinflussen können. Aber Sie sind durchaus imstande, den Abbau der Knochenmasse mit siebzig plus entscheidend zu verlangsamen. Denn wie bei den meisten anderen altersbedingten Veränderungen spielt dabei nicht nur der Alterungsprozess, sondern auch Bewegungsmangel eine prägende Rolle. Selbst bei jungen Menschen wird ein Knochen dünner, wenn er nach einem Bruch in einem Gipsverband ruhiggestellt wird; und eine Folge unserer weniger aktiven Lebensweise in einer Zeit, in der die meisten Menschen ein Auto besitzen, ist es der Mangel an körperlicher Bewegung, der zum Verlust von Knochengewebe führt.

Was Sie tun können

Sie können den Abbau der Knochendichte verlangsamen, indem Sie folgende Maßnahmen ergreifen:

- Machen Sie ein Fitnesstraining, bei dem Sie Druck auf Ihre Knochen ausüben – die Übungen zur Stärkung der Muskulatur (siehe im 2. Kapitel »Kraft aufbauen«) stärken auch Ihre Knochen.
- Sorgen Sie für regelmäßige Bewegung. Selbst ein flotter Spaziergang stärkt die Knochen in den Beinen, eine der Auswirkungen, wenn Sie viel zu Fuß gehen.
- Achten Sie auf eine ausreichende Versorgung mit Vitamin D. Damit beugt man nicht nur Rachitis bei Kindern, sondern auch einer Knochenerweichung mit siebzig und darüber hinaus vor. Das ist besonders wichtig für Frauen und generell in nördlichen Breiten, in denen die Sonneneinstrahlung von Oktober bis April nicht stark genug ist, um den Körper zur Produktion von Vitamin D in der Haut anzuregen. Während der Wintermonate leiden alle unter einem Mangel an Vitamin D, da es nur etwa sechs Wochen lang im Körper gespeichert werden kann. Vitamin D

verringert außerdem die Sturzgefahr, weil es auch die Muskulatur in einer besseren Form hält.

- Das menschliche Skelett braucht ungefähr 1200 Milligramm Calcium am Tag – dem Körper über die Nahrung und/oder Nahrungsergänzungsmittel zugeführt –, um die Knochenstärke zu erhalten. Viele Leute versuchen, die Milchprodukte zu reduzieren, um den Cholesterinspiegel zu senken, und leiden infolgedessen unter Calciummangel. Sie wissen vielleicht, dass Magermilch den geringsten Fettgehalt hat, aber wussten Sie auch, dass sie der größte Calciumlieferant ist? Zielen Sie darauf ab, täglich drei oder vier Portionen calciumreiche Nahrung zu sich zu nehmen, beispielsweise Milch, Joghurt, Hartkäse, Sardinen oder auch Weißbrot. Sie können Ihren Calciumbedarf online ausrechnen, aber am besten decken Sie Ihren Bedarf durch eine gesunde, ausgewogene Ernährung.

Patienten, bei denen bereits eine Osteoporose diagnostiziert wurde, hat man vielleicht zusätzlich Calcium verordnet, doch alle sollten ab dem siebzigsten Lebensjahr die zusätzliche Einnahme von täglich 15 bis 25 Mikrogramm Vitamin D in Betracht ziehen. Sie können dieses Nahrungsergänzungsmittel vorzugsweise rezeptfrei in Apotheken oder in großen Supermärkten kaufen. Wenn Sie bereits eine Knochenfraktur infolge einer Abnahme der Knochendichte erlitten, sich zum Beispiel das Handgelenk gebrochen haben, sollten Sie unbedingt ein Zusatzpräparat nehmen, um das Risiko einer zweiten

»Fragilitätsfraktur« zu vermeiden. Sollten Sie zu den gefährdeten Personen gehören, wenn Sie beispielsweise eine Frau sind und früher geraucht haben, können Sie zur Messung der Knochendichte einen DEXA-Test machen lassen (»DEXA« steht für »Dual Energy X-Ray Absorptiometry« oder »Dual-Röntgen-Absorptiometrie«).

Es gilt also, eine möglichst hohe Knochendichte zu erhalten, um das Risiko von Frakturen und Stürzen zu senken. Bekanntlich finden die meisten Unfälle nicht auf der Straße, sondern im Haushalt statt, weil jemand für den Bruchteil von Sekunden das Gleichgewicht verliert und außerstande ist, es schnell genug wiederzuerlangen, wenn er beispielsweise über einen Teppich stolpert oder auf einem glatten Boden ausrutscht. Das liegt oft daran, dass die sensorische Leistung der Gleichgewichtsorgane infolge des Alterungsprozesses nachlässt. Sie können das Sturzrisiko durch ein regelmäßiges Kraft- und Gleichgewichtstraining verringern: Es gibt spezielle Übungen, mit denen Sie Ihre Gleichgewichtsfähigkeit verbessern und die Balance schneller wiederherstellen, wenn Sie einmal stolpern oder straucheln (siehe »Das Gleichgewicht stärken« im 2. Kapitel). Regelmäßige Tai-Chi-Übungen tragen nachweislich dazu bei, Stürzen vorzubeugen und den Gleichgewichtssinn zu unterstützen. Dafür müssen Sie nicht einmal im Morgengrauen aufstehen und sich auf eine Wiese begeben: Es gibt gute DVDs mit Übungen im Handel, die Sie zu Hause im stillen Kämmerlein durchführen können!

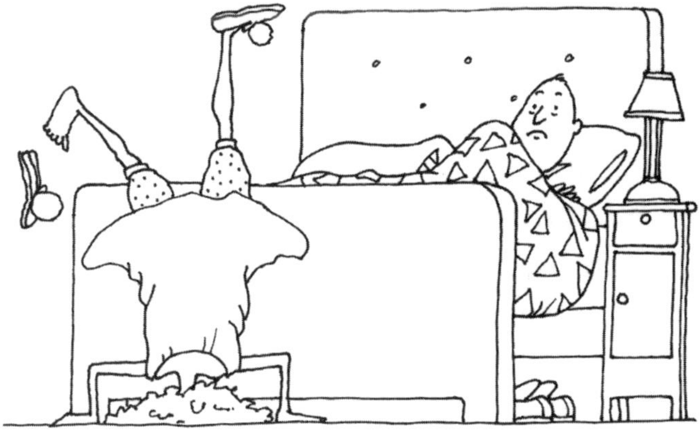

Organisationen wie der Bundesselbsthilfeverband für Osteoporose e. V. (https://www.osteoporose-deutschland.de) bieten umfassende Informationen über die Förderung einer gesunden Knochenstruktur bis ins hohe Alter. Sie empfehlen unter anderem

- regelmäßige körperliche Bewegung aller Art, einschließlich Krafttraining,
- eine gesunde, ausgewogene Ernährung, die nach Möglichkeit auch den Tagesbedarf an Calcium abdeckt, beispielsweise durch Magermilchprodukte,
- mit dem Rauchen aufzuhören und
- den Alkoholkonsum zu reduzieren, sowohl den Knochen als auch der Leber zuliebe.

Von allen Vitaminen, die in der Werbung angepriesen werden und frei verkäuflich sind, ist Vitamin D in einer Dosierung von 15 bis 25 Mikrogramm pro Tag für die

Bewohner relativ sonnenarmer nördlicher Länder besonders empfehlenswert. Falls man Ihnen gesagt hat, dass Ihre Knochenstruktur zu wünschen übrig lässt, sollten Sie darüber hinaus auch die empfohlene Dosis Calcium in Form eines Zusatzpräparats nehmen – obwohl die meisten Menschen genug Calcium über die Nahrung erhalten, vor allem durch den Verzehr von Käse- und Milchprodukten.

Resolution für eine bessere Förderung der Knochenstärke

Verfassen Sie eine schriftliche Absichtserklärung nach folgendem Muster, und halten Sie sich daran:

- Ich werde mein tägliches Krafttraining absolvieren.
- Ich werde eine weitere Übung hinzufügen, beispielsweise spazieren gehen.
- Ich werde meinen Alkoholkonsum einschränken.
- Ich werde mit dem Rauchen aufhören.
- Ich werde jeden Tag 25 Mikrogramm Vitamin D einnehmen, wenn ich mich für ein Zusatzpräparat entschieden habe.

9. Förderung und Erhalt elastischer Gelenke

Für die meisten von uns sind die Probleme mit den Gelenken schwerwiegender als die Probleme mit den Knochen. An der Stelle, an der zwei Knochen in einem Gelenk zusammentreffen, sind beide Oberflächen mit einem harten, glatten und reibungsarmen Gewebe überzogen, dem sogenannten Knorpelgewebe. Jedes Gelenk verfügt außerdem über eine kleine Menge Gleitmittel, die sogenannte Synovial- oder Gelenkflüssigkeit, die in der Gelenkkapsel enthalten ist, eine bindegewebige Hülle, welche den Knochen zu beiden Seiten des Gelenks umschließt. In unmittelbarer Nähe der Kapsel (oder mit ihr verbunden) befinden sich die Gelenkbänder, welche die Knochen und Sehnen der Muskeln zusammenhalten, das Gelenk bewegen und für Stabilität sorgen.

Die Auswirkungen des Alterungsprozesses

Das Knorpelgewebe dünnt mit dem Alter aus, bei einigen Menschen schneller als bei anderen. Es liegt jedoch kein wissenschaftlicher Nachweis vor, dass regelmäßiges Spazierengehen, Radfahren oder Bewegungen der Gelenke innerhalb ihres normalen Bewegungsspielraums den Verschleiß des Knorpelgewebes beschleunigen und eine Arthritis verursachen könnte. Bei Profisportlern machen sich zwar häufiger Gelenkprobleme bemerkbar, doch das liegt daran, dass sie ihre Gelenke über den normalen Rahmen hinaus beanspruchen: Bei Rugbyspielern können beispielsweise Schulterkapseln und Bänder Schaden nehmen, wenn sie in der ersten Reihe eines Gedränges versuchen, den Gegner mit der Schulter wegzudrücken, um in den Besitz des Balls zu gelangen. Das Fasergewebe in Sehnen und Bändern büßt im Verlauf des Alterungsprozesses seine Geschmeidigkeit ein, doch die daraus entstehende Steifheit ist weniger auf das Altern an sich als vielmehr auf den allgemeinen Verlust der Elastizität zurückzuführen, dem Sie entgegenwirken können.

Was Sie tun können

Die Fitnessbranche scheint dem Verlust der körperlichen Elastizität weniger Beachtung zu schenken als dem Verlust von Kraft und Ausdauer. Doch es ist in jedem Alter möglich, die körperliche Geschmeidigkeit durch tägliche Dehnübungen zu verbessern und einen weiteren Abbau zu verhindern (siehe »Die Beweglichkeit verbessern« im 2. Kapitel).

Es ist gleichermaßen unerlässlich, für den Erhalt der Muskelstärke rund um die Gelenke zu sorgen, weil die Muskeln die Gelenke stützen. Wie aus der Abbildung ersichtlich, kann anderenfalls ein Teufelskreis entstehen.

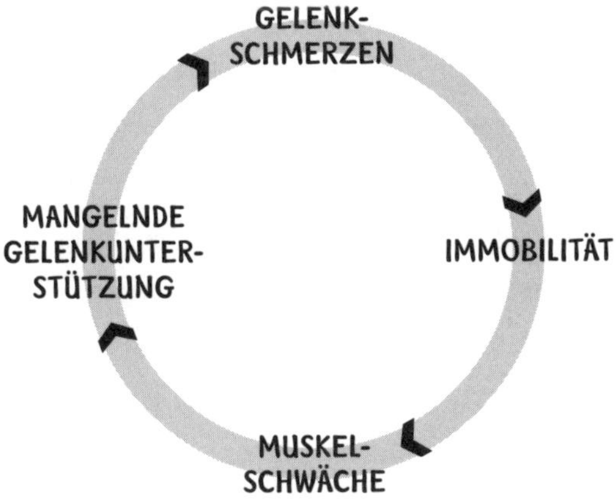

Wie Gelenkprobleme sich durch die Immobilität verschlimmern, die sie verursachen

Für die Knie sind die vierköpfigen Oberschenkelmuskeln, »Quadrizeps« genannt, an der Vorderseite des Oberschenkels besonders wichtig. Im Hüftbereich gilt es, auf die Stärke der Gluteal- oder Gesäßmuskulatur zu achten. Radfahren fördert beide Muskelgruppen, doch alle körperlichen Aktivitäten sind hilfreich.

Frühwarnsignale

Steifheit und Schmerzen gehören zu den Symptomen, die auf Gelenkerkrankungen hinweisen. Wenn Sie sich in einem einzigen Gelenk bemerkbar machen (beispielsweise im Knie oder in der Schulter), spricht man von einer Osteoarthritis. Die medizinische Behandlung besteht in solchen Fällen aus einer Schmerzkontrolle, doch manchmal ist auch ein chirurgischer Eingriff erforderlich, um das betroffene Gelenk zu ersetzen. Wenn Ärzte selbst daran erkrankt sind, greifen sie oft zu einer dritten »Therapie« – sie sorgen für eine gezielte Verbesserung ihrer körperlichen Beweglichkeit, um die Notwendigkeit einer Gelenkersatzoperation so lange wie möglich hinauszuschieben. Ein künstliches Hüft- oder Kniegelenk einzusetzen ist heute kein Problem mehr. Gelenkersatz-OPs an der Schulter wurden früher selten, inzwischen aber häufiger und mit guten Ergebnissen durchgeführt. Dennoch kann bei operativen Eingriffen einiges schiefgehen, selbst in den besten orthopädischen Kliniken, sodass sich die meisten Ärzte auf Schmerzmittel und ein Beweglichkeitstraining beschränken, bis die Operation wirklich unumgänglich ist.

Schmerzen, die in mehreren Gelenken gleichzeitig auftreten, auch als »Polyarthritis« bezeichnet, werden gewöhnlich durch Entzündungen verursacht, wobei der Gelenkrheumatismus die am häufigsten gestellte Diagnose ist. Wenn auch die Muskeln schmerzen, spricht man oft von einer »Polymyalgia rheumatica (PMR)«. Falls Sie sich Sorgen deswegen machen, sollten Sie Ihren Hausarzt konsultieren. Schmerzen in den frühen Morgenstunden, vor allem bei Frauen, könnten Symptome einer Polymyalgie oder rheumatischen Arthritis sein.

Leider gibt es nur wenige Frühwarnsignale, die auf eine Osteoarthritis hinweisen. Das Risiko ist für jeden gleich groß. Wenn Sie Schmerzen – gleich, in welchem Knochen – haben, sollten Sie Ihren Hausarzt aufsuchen.

Resolution für eine bessere Förderung der Gelenke

Verfassen Sie eine schriftliche Absichtserklärung nach folgendem Muster, und halten Sie sich daran:

- Ich werde mein tägliches Krafttraining absolvieren (siehe 2. Kapitel).
- Ich werde meine täglichen Dehnübungen machen (siehe »Die Beweglichkeit verbessern« im 2. Kapitel).
- Ich werde von heute an darauf achten, dass ich nicht mehr zunehme und, wenn nötig, abnehme, indem ich mich an meine Beschlüsse in puncto Ernährung und körperliche Aktivitäten halte.

---

10. Förderung und Erhalt einer gesunden Wirbelsäule

Als »gebeugt vom Alter« beschrieb der englische Dichter Geoffrey Chaucer in seinen *Canterbury Tales* eine betagte Witwe. Diese Fehlhaltung, der sogenannte Rundbuckel, ist bei vielen Menschen in den Siebzigern gang und gäbe, aber selten auf den Alterungsprozess an sich zurückzuführen.

Die Auswirkungen des Alterungsprozesses

Die Wirbelsäule besteht aus einer Reihe von Wirbelknochen, die durch verschiedene echte und unechte Gelenke miteinander verbunden sind. Wie bei allen Knochen und Gelenken finden auch hier infolge des Alterungsprozesses degenerative Veränderungen statt.

Die Knochenmasse wird bei jedem Menschen nach und nach abgebaut, doch das allein verursacht selten Probleme. Bei einigen, vor allem bei Frauen, deren Knochendichte schon mit dreißig niedrig war, kann der Verlust der Knochensubstanz bei Erreichen des siebzigsten Lebensjahrs indes so weit fortgeschritten sein (Osteoporose), dass einer oder mehrere Rückenwirbel brechen und zusammenfallen. Es gibt heute viele Methoden, um die Osteoporose zu behandeln und weiteren Frakturen vorzubeugen, deshalb sollten Sie unbedingt einen Arzt aufsuchen, wenn Sie Symptome wie diejenigen bemerken, die nachfolgend bei den »Frühwarnsignalen« aufgelistet sind.

Der Verlust der Körpergröße, den Menschen mit siebzig oder achtzig häufig feststellen, wird gewöhnlich durch das Schrumpfen der Bandscheiben zwischen den Wirbeln und durch Haltungsveränderungen verursacht, die mit einer Schwächung der Rückenmuskulatur einhergehen. Die Gelenke zwischen den Wirbeln können ebenfalls durch den Alterungsprozess in Mitleidenschaft gezogen werden, doch auch das verursacht an sich keine großen Beschwerden.

Die meisten Wirbelsäulenprobleme leiten sich aus vermeidbaren Veränderungen in den Muskeln und Bändern des Rückgrats her.

Was Sie tun können

Unsere Wirbelsäule hat die Aufgabe, Schädel und obere Extremitäten in drei formvollendet gebogenen Abschnitten zu tragen:

- Die Halswirbelsäule (Hals/Nacken) weist eine Biegung nach vorn auf.
- Die Brustwirbelsäule (Brustkorb) weist eine rückwärtige Biegung auf.
- Die Lendenwirbelsäule (der untere Rückenbereich) weist wieder eine Biegung nach vorn auf.

Bedauerlicherweise verbringen viele von uns etliche Jahre – vermutlich sogar Jahrzehnte – unseres Lebens in einer Fehlhaltung, bei der die Wirbelsäule nur eine einzige hässliche Wölbung aufweist und der Kopf nach vorn gestreckt ist.

Wenn wir einen großen Teil unserer Zeit damit verbringen, Auto zu fahren, am Computer zu arbeiten, bei geschäftlichen Besprechungen zu sitzen oder es uns auf der Couch bequem zu machen, kann die Folge

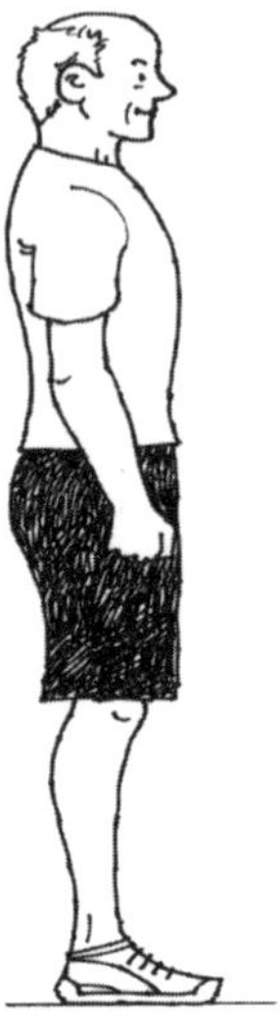

eine Rückgratverkrümmung sein, ein Rundbuckel, bei dem wir den Kopf wie eine Schildkröte vorstrecken und nicht aufrecht halten wie eine Gazelle. Offensichtlich lässt sich diese Fehlhaltung nur schwer korrigieren, wenn sie bereits seit Jahrzehnten besteht. (Leider haben schon viele Teenager eine schlechte Haltung, aber ersparen Sie sich, sie darauf hinzuweisen, denn das wäre reine Energieverschwendung!) Doch Sie selbst können noch mit siebzig etwas dagegen tun:

- Besuchen Sie einen Pilates-Kurs, oder erlernen Sie die Alexander-Technik, die beide das Körperbewusstsein und somit auch die Haltung verbessern. Videos zu Pilates und Alexander-Technik werden auch bei YouTube angeboten.
- Stellen Sie Ihren Autositz so ein, dass Sie aufrecht sitzen, den Kopf *gegen* die Kopfstütze gelehnt und, wenn nötig, mit einem kleinen Kissen hinter dem Lendenwirbelbereich zur Unterstützung des unteren Rückens.
- Wenn Sie häufig am Schreibtisch sitzen, halten Sie nach einer höhenverstellbaren Fläche Ausschau, und bedienen Sie die Computertastatur zwischendurch auch einmal im Stehen. Besorgen Sie sich eine kleine Kiste, auf die Sie abwechselnd einen Fuß stellen, und

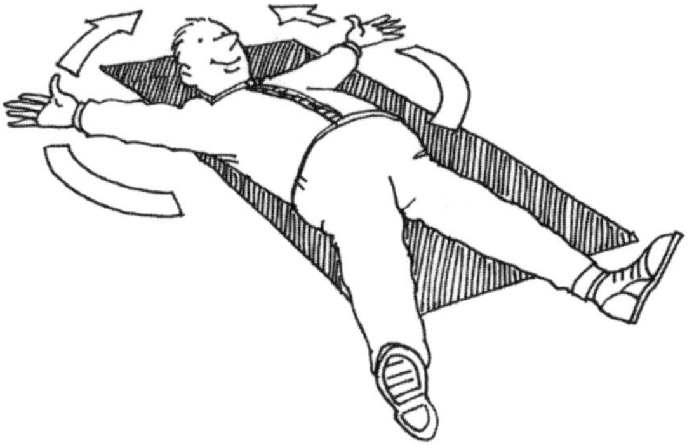

wechseln Sie beim Stehen hin und wieder das Standbein, um Ihre Achillessehne zu entlasten. Das Motto lautet: »Weniger sitzen, öfter mal stehen.«

- Machen Sie Dehnübungen bei einem Stretching-Trainer oder nach Vorlagen im Internet (zum Beispiel Videos auf YouTube), die Ihnen Spaß machen. Planen Sie dafür jeden Tag 5 Minuten ein. Die Seestern-Übung ist besonders gut:
  - Legen Sie sich auf den Boden, flach auf den Rücken.
  - Strecken Sie die Arme zur Seite aus. Die Ellenbogen berühren dabei den Teppich.
  - Versuchen Sie, auch den Handrücken auf dem Teppich abzulegen.
  - Halten Sie die Position 10 Sekunden. Dann wiederholen Sie die Übung mindestens fünfmal.

Frühwarnsignale

Sie bemerken vielleicht keine besonderen Warnzeichen, bis Sie sich das Handgelenk, die Hüfte oder eine Rippe brechen. Doch wenn Sie feststellen, dass Sie gebückt gehen oder kleiner werden, sollten Sie Ihren Hausarzt zurate ziehen. Bei akuten Schmerzen im Wirbelsäulenbereich, die Sie vorher nie hatten, sollten Sie sich ebenfalls einen Termin bei Ihrem Arzt geben lassen.

Resolution für eine bessere Förderung der Wirbelsäule

Verfassen Sie eine schriftliche Absichtserklärung nach folgendem Muster, und halten Sie sich daran:

- Ich werde jeden Tag eine Dehnübung für die Wirbelsäule machen (siehe 2. Kapitel).
- Ich werde mindestens einmal im Jahr einen Kurs belegen, um Tai Chi, Alexander-Technik oder Pilates-Übungen zu lernen. (Sie könnten sich den Kurs beispielsweise als Geburtstags- oder Weihnachtsgeschenk wünschen.)
- Ich werde mindestens dreimal am Tag beim Sitzen oder Stehen meine Körperhaltung überprüfen und mich fragen: »Sitze und gehe ich aufrecht oder gekrümmt?«

11. Förderung und Erhalt gesunder Füße

Schöne Hände werden bewundert, während unsere Füße in der Regel ein Schattendasein führen. Sie haben die undankbare Aufgabe, die Belastungen zu bewältigen, denen sie täglich ausgesetzt sind, weil sie uns seit siebzig Jahren als Standfläche dienen. Doch nicht nur mit siebzig und achtzig sind sie mindestens genauso wichtig wie die Hände, es sei denn, Sie spielen Klavier oder Geige; sie brauchen Pflege und Aufmerksamkeit.

Die Auswirkungen des Alterungsprozesses

Der Fuß gehört zu den anatomisch-architektonischen Wunderwerken des Körpers. Die Funktionen seiner Knochen, Gelenke, Muskeln, Bänder und Sehnen sind in perfekter Harmonie aufeinander abgestimmt, zumindest während der ersten zehn Lebensjahre. Für Männerfüße verlaufen die nächsten sechzig Jahre in der Regel relativ ereignislos, abgesehen von der Tatsache, dass jeder Fuß ungefähr dreieinhalb Millionen Mal im Jahr Bodenkontakt hat. Frauenfüße sehen sich im Gegensatz dazu Herausforderungen gegenüber, die sich über mehrere Jahrzehnte erstrecken, weil sie oft in zu enge Schuhe mit hohen Absätzen gequetscht, gezwängt oder gerammt werden. Nicht alle Frauen tragen zwanzig Jahre lang Schuhwerk, das ihren Füßen abträglich ist, aber viele, und die Füße leiden. Das am häufigsten vorkommende Problem ist ein pathologischer Schiefstand des Großzehs, der aufgrund des Drucks keine andere Wahl hat, als in Richtung Fußmitte auszuweichen, und so entsteht am Gelenk ein schmerzhafter Ballenzeh. Die Ursache für Fußprobleme ist also nicht der Alterungsprozess, sondern die Wahl des falschen Schuhwerks, das eine lange Vorgeschichte hat.

Probleme kann auch die Haut an den Füßen bereiten oder eine Verengung der großen und kleinen Arterien infolge einer Erkrankung, beispielsweise bei Menschen, die an einer Herzkrankheit, Diabetes oder beidem leiden.

Was Sie tun können

Mit siebzig wissen die meisten von uns, dass die Füße enorm wichtig sind und wir einiges zu ihrer Gesunderhaltung beitragen können:

- *abnehmen*, wenn Sie überflüssige Pfunde mit sich herumtragen (siehe 3. Kapitel),
- die *Muskulatur der unteren Extremitäten stärken* (kräftige Wadenmuskeln stützen das Fußgewölbe, da die Sehnen der tiefen Wadenmuskulatur wie eine Bogensehne wirken, die das Fußgewölbe spannt und aufrecht hält),

- *gute Schuhe kaufen*, die den Füßen eine möglichst natürliche Stellung erlauben (Schuhe, die die Füße einengen, sind denkbar ungeeignet),
- *jeden Tag die Füße waschen*, sie gründlich trocknen und mit einer Creme auf Öl- oder Wasserbasis massieren,
- *regelmäßig zur Fußpflege gehen.* Die Kosten dieser Gesundheitsvorsorgeleistung müssen die meisten selbst aufbringen, aber das Geld ist gut angelegt. Halten Sie nach einer Podologiepraxis oder einer speziellen Fußambulanz im Krankenhaus Ausschau. Die medizinische statt der »kosmetischen« Fußpflege ist besonders wichtig für Diabetiker mit Folgeschäden an den Füßen (Adressen in Ihrem Umkreis finden Sie beispielsweise unter www.podologenliste.de). Eine gezielte Gewichtsabnahme und eine gute Fußpflege können dazu beitragen, Fußprobleme zu reduzieren. Orthopädische Einlagen, die eine bessere Passform des Schuhwerks gewährleisten und Schmerzen verringern, sind weniger wichtig, sorgen aber für eine zusätzliche Entlastung.

Frühwarnsignale

Wie immer sollten Sie akute Schmerzen nicht ignorieren, und das gilt auch für Hautgeschwüre an den Füßen, insbesondere bei Diabetikern.

Resolution für eine bessere Förderung der Fußgesundheit

Verfassen Sie eine schriftliche Absichtserklärung nach folgendem Muster, und halten Sie sich daran:

- Ich werde von heute an darauf achten, dass ich nicht mehr zunehme und, wenn nötig abnehme, indem ich mich an meine Vorsätze in puncto Ernährung und Ausdauertraining halte.
- Ich werde meine täglichen Übungen machen, um meine Bein- und Fußmuskulatur zu stärken (siehe im 2. Kapitel »Der tägliche Drei-Aspekte-Trainingsplan«, »Übungen zur Kräftigung der Füße und Beine«).
- Ich werde jeden Tag nach dem Waschen die Füße mit einer Creme auf Wasser- oder Ölbasis massieren.
- Ich werde meine Fußnägel *nicht* selbst schneiden, wenn ich Diabetes habe. Diese Krankheit kann Nervenschäden und Kreislaufprobleme verursachen, die zur Folge haben, dass Schnitte und wunde Stellen schlecht verheilen.

12. Förderung und Erhalt der sexuellen Gesundheit

Die Auswirkungen des Alterungsprozesses

»No Sex Please, We're British« (»Bitte keinen Sex, wir sind Briten«), so lautet der Titel einer sehr erfolgreichen britischen Komödie, aber Allgemeinplätze wie »Kein Sex mit siebzig« sind genauso lächerlich. Es stimmt jedoch, dass mit zunehmendem Alter Veränderungen stattfinden, die sowohl die Libido als auch die sexuelle Leistungsfähigkeit mindern. Einige sind auf den Alterungsprozess zurückzuführen, vor allem die Wechseljahre bei Frauen. Durch den altersbedingten natürlichen Feuchtigkeitsverlust kann der Vaginalverkehr schwieriger und schmerzhafter werden, doch bei diesem Problem lässt sich Abhilfe schaffen. Erstens sollten Sie darauf achten, dass weder Seife noch Duschgel in die Scheide gelangen, denn beides kann die Trockenheit noch verschlimmern: Waschen Sie sich nur mit warmem Wasser. Zweitens empfiehlt es sich, ein künstliches Gleitmittel zu verwenden, das rezeptfrei in Apotheken und in manchen Drogeriemärkten erhältlich ist. Eine Hormonersatztherapie (HRT) kann helfen, ist jedoch mit Gesundheitsrisiken verbunden. Deshalb sollten Sie sich vorab mit Ihrem Hausarzt über diese Option beraten. Lassen Sie sich einen Termin bei einer Gynäkologin oder Allgemeinmedizinerin geben, falls es Ihnen schwerfällt, mit einem Mann über das Thema zu sprechen.

Dass sich bei Männern ebenfalls »Wechseljahre« einstellen, ist eine These, die bei den meisten Wissenschaftlern auf Ablehnung stößt. Tatsache ist, dass der Testosteronspiegel im Alter sinkt, doch die Aussagen der Hersteller von speziellen Produkten für dieses Testosteron-Mangel-Syndrom (TMS) stützen sich nicht auf wissenschaftliche Erkenntnisse. In der Werbung für Medikamente zur Behandlung des Defizits werden oft Männer gezeigt, die jünger sind als siebzig und Probleme haben, die auf Erkrankungen wie Diabetes Typ 2, psychische Störungen oder verschreibungspflichtige Medikamente zurückzuführen sind, beispielsweise gegen Herzinfarkt, aber seltener durch eine rückläufige Hormonproduktion verursacht werden.

Mit zunehmendem Alter sinkt der Testosteronspiegel allmählich, ungefähr um 1 Prozent pro Jahr, eine schleichende Veränderung wie bei vielen Aspekten des Alterns. Bei Männern beginnt dieser Prozess etwa mit dreißig. Die Hormonwerte fallen nicht abrupt, anders als bei Frauen nach dem Einsetzen der Menopause. Trotz dieser Tatsache ist die männliche Andropause in den USA inzwischen zu einer Multimilliarden-Dollar-Industrie geworden. Viele Männer lassen einen Bluttest durchführen, wenn sie feststellen, dass sie zunehmen, ständig müde sind und das Interesse an sexuellen Aktivitäten verlieren. Dabei wird ein zu niedriger Testosteronspiegel angezeigt, was – so sicher wie das Amen in der Kirche – zur Verordnung eines Testosteronpräparats oder zunehmend auch zu Käufen im Internet führt. Die ermittelten Werte können von den Testosteron-Referenzwerten abweichen, genau wie bei den Referenzwerten für Körpergröße und Blutdruck. Und genauso wenig, wie es einen klaren Schwellenwert zwischen »klein« und »groß«, »niedrigem« und »hohem« Blutdruck gibt, lässt sich klar bestimmen, welcher Testosteronwert »zu niedrig« oder »normal« ist. Einige Männer greifen zu Viagra, einem Potenzmittel, das sich jedoch nicht auf den Testosteronspiegel auswirkt. Es schafft Abhilfe, aber das Problem bleibt bestehen, da es häufiger psychologischer als chemischer Natur ist.

Auch Krankheiten können die Libido und sexuelle Leistungsfähigkeit beeinträchtigen, aber es gibt kein Naturgesetz, das Menschen mit siebzig plus vom Sexualleben ausschließt. Die Auswirkungen der Wechseljahre sind teilweise psychisch bedingt, doch noch gravierender sind die Folgen der hormonellen Veränderungen für die natürliche vaginale Feuchtigkeit. Scheidentrockenheit lässt sich wie gesagt leicht mit Gleitmitteln beheben, die in jeder Apotheke oder im Internet erhältlich sind. Wichtig ist auch, sich bewusst zu machen, dass Sex nicht das A und O ist, wie die Journalistin und Autorin Virginia Ironside in ihrem einfühlsamen und kurzweiligen Buch *Nein! Ich geh nicht zum Seniorentreff!* betont, sondern dass der abnehmende Sexualtrieb im Alter sogar »ein Bonus« sein kann.

Was Sie tun können

Es ist schwer, zwischen den altersbedingten Veränderungen und den Folgewirkungen von negativen Klischees zu unterscheiden, die sich auf Menschen ab dem siebzigsten Lebensjahr beziehen. Die schablonenhafte negative Sichtweise nehmen sich manche stärker zu Herzen als andere. Sie können besser damit umgehen, wenn Sie sich vor Augen halten, dass es Ihnen nicht peinlich sein muss, in puncto Sexualität ärztliche Beratung in Anspruch zu nehmen. Wenn Sie das Gefühl haben, dass ein Problem vorliegt, sprechen Sie mit Ihrem Hausarzt. Das würden Sie vermutlich auch, wenn Sie plötzlich Schwierigkeiten beim Treppensteigen hätten oder eine Harninkontinenz einträte – behandeln Sie das Problem wie alle anderen körperlichen Beschwerden.

Frühwarnsignale

Betrachten Sie das abnehmende Interesse am Sex oder sexuelle Schwierigkeiten nicht als Folge oder Anzeichen des »Altwerdens«, sondern als ein Symptom. Fragen Sie als Erstes Ihren Hausarzt um Rat. Für Frauen gilt: Falls nach dem Geschlechtsverkehr Blutungen auftreten, sollten Sie mit Ihrem Gynäkologen abklären, ob eine Erkrankung vorliegen könnte, die dringend einer Behandlung bedarf.

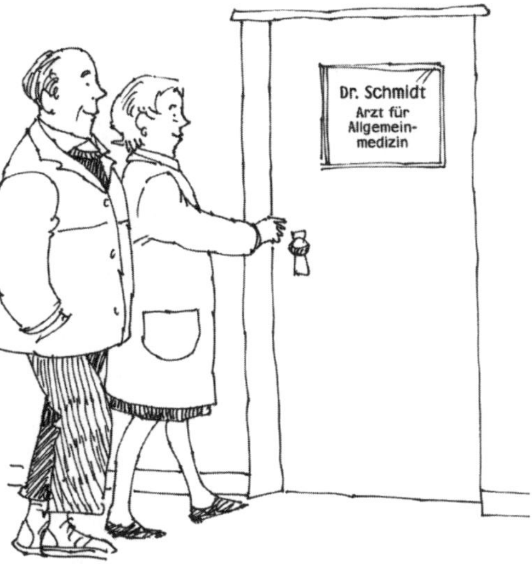

Resolution für eine bessere Förderung der sexuellen Gesundheit

Verfassen Sie eine schriftliche Absichtserklärung nach folgendem Muster, und halten Sie sich daran:

- Falls bei meinem Partner oder bei mir der Eindruck entsteht, Sex sei ein Problem, nehme ich professionelle Hilfe in Anspruch.

13. Förderung und Erhalt eines gesunden Harnsystems

Die Auswirkungen des Alterungsprozesses auf Frauen

Der Hauptgrund für die Probleme, die Frauen mit siebzig plus beim Wasserlassen haben, ist nicht das Alter, sondern die Geburt eines Kindes (oder mehrerer Kinder) vor etwa vierzig oder fünfzig Jahren. Der Druck, den der Kopf des ungeborenen Kindes auf den Beckenboden ausübt, kann verheerende Auswirkungen auf die Muskulatur im unteren Beckenbereich haben. Infolgedessen werden die Muskeln, die sich unterhalb der Blase befinden, überdehnt und geschwächt. Diese Muskeln haben die Aufgabe, den Urin so lange in der Blase zu halten, bis sie gefüllt ist. Durch die Kontraktion der Blasenmuskulatur wird der Urin dann in die Harnröhre ausgeleitet und die Blase vollständig entleert. Liegt eine Muskelschwäche vor, bildet die Beckenbodenmuskulatur unter der Blase keine verlässliche Barriere mehr. Die Öffnung der Blase klafft auseinander, und ein Teil des Urins gelangt ungehindert in die Harnröhre, die für die Ableitung zuständig ist. Dadurch entsteht der Harndrang – das Gefühl »Ich muss mal, aber sofort!« – und, falls keine Toilette in der Nähe ist, die Unfähigkeit, den Harn zurückzuhalten. Normalerweise ist dies auf eine Harninkontinenz beschränkt, aber bisweilen, zum

Glück seltener, kommt noch eine Stuhlinkontinenz hinzu.

Viele Frauen empfinden den unwillkürlichen Harnverlust als äußerst belastend; und selbst wenn keine Inkontinenz vorliegt, bedeuten der Harndrang und das Wissen, dass eine ungewollte Blasenentleerung erfolgen könnte, eine merkliche Beeinträchtigung der Lebensqualität.

Die Auswirkungen des Alterungsprozesses auf Männer

Bei Männern hat die Prostata die Rolle des Schurken in diesem Drama inne. Jene Drüse befindet sich an der Stelle, an der Blase und Harnröhre zusammentreffen. Bei den meisten Männern vergrößert sie sich mit dem Alter. Die Gründe dafür sind noch nicht vollständig erforscht, doch die gutartige Prostatavergrößerung ist so weit verbreitet, dass sie als Auswirkung des Alterungsprozesses betrachtet werden kann. Bei einigen Männern engt die vergrößerte Prostata jedoch den Raum zwischen Blase und Harnröhre ein. Infolgedessen wird Harn in die Harnröhre abgeleitet, obwohl die Blase noch nicht vollständig gefüllt ist. So entsteht der Harndrang und, falls die Toilette nicht schnell genug erreicht wird, eine ungewollte Blasenentleerung. Auch wenn Harninkontinenz bei Männern nicht sehr weit verbreitet ist, können die Auswirkungen der »Symptome des unteren Harntrakts« (Lower Urinary Tract Symptoms, kurz LUTS) die Lebensqualität erheblich beeinträchtigen. Zu den Symptomen gehören

- ein verstärkter Harndrang sowohl tagsüber als auch nachts,
- das verzögerte Einsetzen der Harnentleerung,
- ein Nachtröpfeln des Urins sowie
- das Gefühl, die Blase sei nicht vollständig entleert.

Was Frauen tun können

Es gibt inzwischen Medikamente, die den Harndrang abschwächen. Manchmal ist ein chirurgischer Eingriff unumgänglich, vor allem wenn auch eine Vorwölbung vorliegt; das heißt, wenn die Harnblase mit der Gebärmutter absinkt. Doch es ist nachgewiesen, dass die Muskulatur durch entsprechendes Training gestärkt werden kann. Und obwohl die Übungen unmittelbar nach der Beeinträchtigung des Halteapparats (in den Jahren nach der Geburt eines Kindes) am wirksamsten sind, sollten Sie es auch mit siebzig auf einen Versuch ankommen lassen.

Training und »Retraining« der Blasen- und Beckenbodenmuskulatur

- Notieren Sie zwei Tage den Zeitpunkt der kontrollierten oder unkontrollierten Harnentleerung.
- Rechnen Sie die Zeitabstände zwischen den einzelnen Toilettengängen während des Tages aus.
- Setzen Sie sich als Trainingsziel zunächst eine Viertelstunde mehr als den errechneten Zeitabstand. Wenn Sie beispielsweise nach Ablauf einer Stunde die Toilette aufsuchen müssen, setzen Sie die Zeitspanne zwischen zwei Harnentleerungen auf 75 Minuten fest.
- An dem Tag, an dem Sie mit dem Training beginnen, sollten Sie Ihre Blase morgens nach dem Aufstehen als Allererstes entleeren und mit dem nächsten Toilettengang warten, bis der anvisierte Zeitpunkt erreicht wird. Ist er gekommen, bevor Sie einen Harndrang verspüren, suchen Sie trotzdem die Toilette auf. Macht sich der Harndrang vorher bemerkbar, erinnern Sie sich daran, dass die Blase noch nicht vollständig gefüllt ist, und versuchen Sie, mithilfe irgendeiner Technik den Toilettengang hinauszuzögern.
- Wenn Sie vor Beendigung der Zwischenzeit Harndrang verspüren, machen Sie die nachfolgenden Beckenbodenübungen, oder versuchen Sie noch 5 Minuten zu warten, bevor Sie langsam die Toilette aufsuchen.

- Erhöhen Sie den Zeitabstand um jeweils eine Viertelstunde, sobald Sie die angestrebte Zwischenzeit erreicht haben.

Die Beckenbodenmuskulatur wird während der Entbindung stark gedehnt. Heute weiß man, dass Frauen ermutigt werden sollten, sie in den Monaten unmittelbar nach der Geburt zu stärken. Diese wissenschaftlich fundierte Erkenntnis ist noch relativ neu. Doch selbst mit siebzig können Frauen die Muskulatur durch entsprechendes Training wieder aktivieren. Hier folgen nun einige der wichtigsten Punkte der sogenannten Kegel-Übungen (benannt nach dem US-amerikanischen Gynäkologen Dr. Arnold Kegel):

- Sie nehmen Ihre Beckenbodenmuskulatur wahr, wenn Sie probieren, den Urinstrahl während der Blasenentleerung einzuhalten. Wenn es Ihnen gelingt, können Sie die Muskeln spüren.
- Wenn Sie die Beckenbodenmuskulatur identifiziert haben, leeren Sie die Blase und legen sich auf den Rücken. Nun die Beckenmuskeln fest anspannen, die Spannung 5 Sekunden lang halten, dann 5 Sekunden lang entspannen. Versuchen Sie, die Übung fünfmal hintereinander zu wiederholen.
- Arbeiten Sie daran, die Anspannung und Entspannung der Beckenbodenmuskeln auf 10 Sekunden zu erweitern.

- Lassen Sie den Atem während der Übungen fließen.
- Zielen Sie auf mindestens drei Durchgänge mit jeweils zehn Wiederholungen täglich ab.

Ziehen Sie Ihren Hausarzt oder Gynäkologen zurate, wenn trotz des Trainings mittelfristig keine Besserung erfolgt.

Was Männer tun können

Männer haben weniger Möglichkeiten, den Harndrang unter Kontrolle zu bringen. Es ist jedoch sinnvoll, die zuvor beschriebenen »Blasen- und Beckenbodenübungen« auszuprobieren, um die Blase zu trainieren. Auch der gesunde Menschenverstand ist eine Hilfe – indem Sie beispielsweise die Flüssigkeitszufuhr nach 18.00 Uhr einschränken.

Es gibt außerdem Medikamente, die bei den verschiedenen Symptomen verordnet werden können, und falls der Erfolg ausbleibt, letztendlich eine Prostataoperation, die zunehmend bessere Ergebnisse erzielt und sicherer geworden ist. Doch ein solcher chirurgischer Eingriff birgt auch Risiken, sodass Sie erstens darüber nachdenken sollten, in welchem Ausmaß das Problem eine Belastung für Sie ist, und zweitens, ob Sie vor der OP alle anderen Möglichkeiten ausgeschöpft haben. Ihr Hausarzt kann Sie auf diesem Gebiet beraten.

Frühwarnsignale

Symptome des unteren Harntrakts (LUTS) sind Frühwarnsignale, die bei Männern auf Prostata- und bei Frauen auf Beckenbodenprobleme hindeuten können. Es ist ratsam, professionelle Hilfe in Anspruch zu nehmen, wenn die zuvor empfohlenen Maßnahmen keinen Erfolg zeitigen. Das Auftauchen von Blut im Urin kann ein Anzeichen für eine schwerwiegende Erkrankung sein und sollte immer mit einem Arzt abgeklärt werden. Auch der akute oder unvorhergesehene Beginn einer Harninkontinenz ist ein Thema, über das Sie mit Ihrem Hausarzt sprechen sollten.

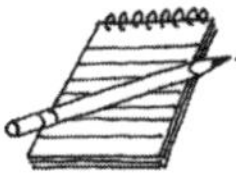

Resolution für eine bessere Förderung des Harnsystems

Verfassen Sie eine schriftliche Absichtserklärung nach folgendem Muster, und halten Sie sich daran:

- Ich werde mich so fit wie möglich halten.
- Ich werde mindestens einmal am Tag die Übungen für die Blase machen, wenn ich ein Problem habe.
- Ich werde jeden Tag mein Beckenbodentraining absolvieren.

14. Förderung und Erhalt der Gesundheit von Zähnen und Zahnfleisch

Die Auswirkungen des Alterungsprozesses

Nach dem Durchbruch der bleibenden Zähne, die wir auch noch als Erwachsene haben, treten keine nachhaltigen Veränderungen mehr ein. Die Zähne produzieren weder neue Zellen, noch werden sie durch den Alterungsprozess des Körpers beeinflusst, da kaum Stoffwechselaktivitäten oder Zellteilungen stattfinden. Es ist erstaunlich, dass wir mit siebzig noch über ein natürliches Gebiss verfügen. Das ist ähnlich, als wäre ein Essservice aus Porzellan nach siebzig Jahren des ständigen Gebrauchs noch vollzählig vorhanden. Und die Zähne werden, genau wie ein Essservice, im Verlauf der Jahre ziemlich strapaziert.

Einige Siebzigjährige erinnern sich vielleicht noch an die Zeit, als sich die Zuckerrationierung dem Ende zuneigte. In den darauffolgenden zehn Jahren war Zucker sprichwörtlich in aller Munde, meistens in Form von Süßigkeiten wie den sogenannten »Plombenziehern«, die klebrig waren und für eine lange Verweildauer sorgten! Doch selbst ohne Zuckerattacken müssen die Zähne harte Zeiten durchstehen. Es kann passieren, dass wir

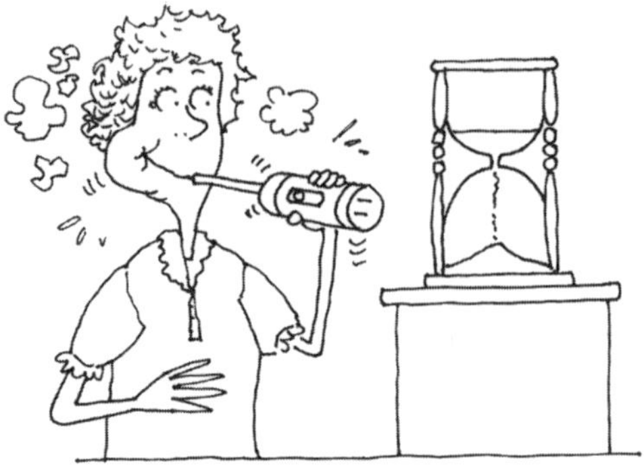

auf etwas Hartes beißen, auch wenn wir noch so umsichtig sind, und viele essen zwischen den Mahlzeiten, beispielsweise Kekse oder Äpfel, ohne über die Auswirkungen auf die Zähne nachzudenken.

Dazu kommt, dass die Zähne ihr Dasein in einem Bereich des Körpers fristen, der besonders ungesund ist – im Mund. Selbst die gepflegteste Mundhöhle ist voller Bakterien, und diese Keime greifen die verletzliche Randzone zwischen Zähnen und Zahnfleisch an. Das führt zur Bildung von bakteriellen Zahnbelägen an dieser Nahtstelle, was wiederum eine Zahnfleischentzündung – eine sogenannte Gingivitis – zur Folge haben kann. Und diese verursacht häufig ein Schrumpfen des Zahnfleischs und damit eine Zerstörung des Zahnhalteapparats, was bedeutet, dass unsere Zähne nicht mehr fest verankert sind, auch wenn sie keinen sichtbaren Schaden aufweisen. Mit siebzig verlieren wir mehr Zähne durch Zahnfleischprobleme als durch andere Krankheiten, die sich unmittelbar auf die Zähne auswirken.

Deshalb sollten wir den Zähnen, die uns erhalten geblieben sind, und dem Zahnfleisch besondere Aufmerksamkeit widmen. Schätzen Sie, wie viel Zeit Sie derzeit jeden Tag in die Pflege von Zähnen und Zahnfleisch investieren. Bei den meisten Menschen sollte diese Zeit drei- bis fünfmal länger sein. Es ist empfehlenswert, jeden Tag bis zu 10 Minuten für die Pflege unserer kleinen »Kauwerkzeuge« einzuplanen.

Was Sie tun können

- Achten Sie auf Ihr Zahnfleisch.
- Reduzieren Sie den Verzehr von Zucker und säurehaltigen Lebensmitteln.
- Machen Sie sich die Vorteile von Fluorid zunutze.
- Gehen Sie mindestens zweimal im Jahr zum Zahnarzt.

Das Zahnfleisch bürsten

Jeder weiß, wie wichtig es ist, die Zähne zu putzen. Aber es ist genauso wichtig, dem Zahnfleisch Aufmerksamkeit zu widmen, vor allem an der inneren Oberfläche und an den Kontaktstellen zwischen Zahnfleisch und Zähnen, in dem Bereich also, in dem sich Zahnbelag bildet, wenn Bakterien über einen längeren Zeitraum ungehindert ihr zerstörerisches Werk verrichten können. Legen Sie sich eine elektrische Zahnbürste mit rotierendem Bürstenkopf zu, und sorgen Sie damit morgens und abends – wenn möglich, noch öfter, aber immer am

Morgen und am Abend – für eine gründliche Reinigung. Das ist absolut unerlässlich, aber nicht genug. Sie sollten außerdem die Zahnzwischenräume mit kleinen Zahnzwischenraumbürsten, den sogenannten Interdentalbürsten, säubern, die in Apotheken, Drogerien und Supermärkten erhältlich sind:

- Benutzen Sie eine Interdentalbürste, die Sie in die Zahnzwischenräume im Ober- und Unterkiefer einführen und vor- und zurückschieben, um die Kontaktstellen zwischen Zahnfleisch und Zähnen besonders gründlich zu säubern. Nehmen Sie sich dazu ungefähr 1 Minute Zeit.
- Reinigen Sie danach die Zahnseiten, nicht von vorn nach hinten, sondern von oben nach unten, mit leichtem Druck auf das Zahnfleisch.
- Nehmen Sie als Nächstes eine Interdentalbürste mit spitz zulaufenden Borsten für die Kontaktstellen zwischen Zahnfleisch und Zähnen. Sie sind speziell für die Bereiche gemacht, die man mit einer elektrischen Zahnbürste nicht erreicht.

Gehen Sie achtsam, aber nicht zimperlich mit Ihrem Zahnfleisch um. Dieser Teil Ihrer Mundhöhle dankt es Ihnen, wenn Sie ihm hart zusetzen! Sie schaffen es nur mit einer rauen Behandlung, Nahrungspartikel und die Bakterien zu entfernen, die auf ihnen wachsen und gedeihen.

Schränken Sie Zucker und säurehaltige Nahrungsmittel ein

- Meiden Sie Zucker. Reduzieren Sie nicht nur die Gesamtmenge, sondern auch die Häufigkeit, mit der Sie ihn verwenden – das ist wichtig.
- Meiden Sie außerdem säurehaltige Produkte, beispielsweise Fruchtsäfte oder Sprudel, und wenn Sie säurehaltige Nahrung zu sich nehmen, etwa einen Apfel essen, sollten Sie die Wirkung der Säure mit basischen Lebensmitteln neutralisieren, etwa mit einem Stück Käse.

Nutzen Sie die Vorteile von Fluorid

- Benutzen Sie eine Zahnpaste, die Fluorid enthält.
- Verwenden Sie mindestens einmal am Tag ein fluoridhaltiges Mundwasser zwischen dem Zähneputzen.

Frühwarnsignale

Wenn sich die Menschen, die Ihnen emotional und räumlich »nahestehen«, beklagen, Sie würden nachts mit den Zähnen knirschen, ist das ein Anzeichen dafür, dass Sie ein Problem haben. Durch Zähneknirschen können Risse in den Füllungen entstehen und Zähne sogar zersplittern. Deshalb sollten Sie unbedingt einen Zahnarzt aufsuchen und sich eine Aufbiss- oder Knirscherschiene anpassen lassen.

Ziehen Sie einen Zahnarzt oder Ihren Hausarzt zurate, wenn Sie ein Geschwür in der Mundhöhle entdecken, das nicht innerhalb von drei Wochen verheilt ist.

Resolution für den Erhalt von gesunden Zähnen und Zahnfleisch

Verfassen Sie eine schriftliche Absichtserklärung nach folgendem Muster, und halten Sie sich daran:

- Ich werde täglich meine Zähne und mein Zahnfleisch zweimal jeweils *mindestens* 4 Minuten lang mit einer elektrischen Zahnbürste reinigen.
- Ich werde einmal am Tag ein fluoridhaltiges Mundwasser benutzen.
- Ich werde mindestens einmal am Tag die Zahnzwischenräume mit einer Interdentalbürste oder mit Zahnseide säubern.

15. Förderung und Erhalt einer gesunden Haut

Die Farbe der Haare in den Griff zu bekommen ist vergleichsweise einfach, die alternde Haut kann im Gegensatz dazu eine echte Herausforderung bedeuten.

Die Auswirkungen des Alterungsprozesses

Die Haut hat im Alter weniger elastische Fasern, weniger Schweiß- und weniger Talgdrüsen, die natürliches Fett produzieren. Die daraus resultierenden Falten und Makel sind in erster Linie auf den Kontakt mit den Wetterelementen zurückzuführen, vor allem mit der Sonne. Schauen Sie sich die Haut auf der Innenseite Ihres Oberarms an – dort ist sie glatt geblieben und sieht jung aus.

Was Sie tun können

Hier zwei wichtige Maßnahmen: Schützen Sie Ihre Haut vor der Sonne, und verwenden Sie Feuchtigkeitscreme, vorzugsweise auf Ölbasis.

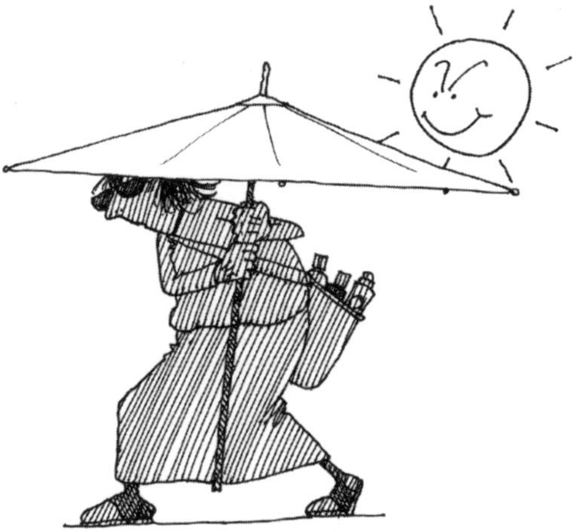

Auch mit siebzig ist es immer noch von zentraler Bedeutung, die Haut vor den schädlichen Auswirkungen der Sonne und dem Risiko zu schützen, Hautkrebs (ein Melanom) zu entwickeln. Die körpereigene Produktion von Vitamin D bildet einen wirksamen Schutz gegen die UV-Strahlen, aber Sie können auch eine Tablette von 15 bis 20 Mikrogramm des Vitamins am Tag nehmen, um einem Mangel vorzubeugen.

- Benutzen Sie stets ein Sonnenschutzmittel mit einem Lichtschutzfaktor von mindestens 20.
- Halten Sie die Haut bedeckt.
- Massieren Sie regelmäßig eine feuchtigkeitspendende Körpercreme oder Lotion, vorzugsweise auf Öl- statt auf Wasserbasis, in die Haut ein – wenn möglich, einmal am Tag, mindestens aber einmal in der Woche. Konzentrieren Sie sich vor allem auf die Bereiche, die der Sonne ausgesetzt sind. Es spielt keine Rolle, welche Ölsorte die Grundlage bildet, und Sie müssen auch kein teures Produkt nehmen. Am besten und preisgünstigsten ist eine Creme auf Paraffinbasis.

Frühwarnsignale

Es gibt vor allem zwei wichtige Frühwarnsignale, die auf eine Hautkrebserkrankung hinweisen können, und zwar

- ein *Geschwür*, besonders im Gesicht oder auf den Lippen, das nach einem Monat noch nicht verheilt ist, oder
- ein *Leberfleck*, der seine Größe oder Form verändert oder zu bluten beginnt.

Suchen Sie immer möglichst zeitnah Ihren Hausarzt auf, wenn sich derartige Probleme bemerkbar machen.

Resolution für den Erhalt einer gesunden Haut

Verfassen Sie eine schriftliche Absichtserklärung nach folgendem Muster, und halten Sie sich daran:

- Ich werde meine Haut vor der Sonne schützen, indem ich ein Sonnenschutzmittel mit Lichtschutzfaktor verwende und sie bedecke.
- Ich werde mindestens einmal in der Woche eine Körperlotion oder Creme auf Ölbasis benutzen.
- Ich werde wenigstens einmal am Tag eine Körperlotion oder Creme auf Ölbasis für die Stellen verwenden, die der Sonne ausgesetzt sind.

16. Förderung und Erhalt der Sehkraft

Seh- und Hörvermögen sind nicht nur für ein selbstständiges Leben im Alter von zentraler Bedeutung, sondern auch für das psychische Wohlbefinden.

Die Auswirkungen des Alterungsprozesses

Das Sehvermögen ändert sich infolge des Alters. Die Linsen des Auges büßen einen Teil ihrer Elastizität ein. Fast alle Senioren brauchen eine Lesebrille, wenn sie ein Buch nicht mehr weit genug weghalten können, um die nachlassende Anpassungsfähigkeit auszugleichen – fast alle, aber nicht alle. Der Pianist Menahem Pressler konnte noch mit neunzig dem Wirbelsturm der Noten in seinen Mozart-Klavierkonzerten ohne Brille oder Kontaktlinsen folgen.

Der Alterungsprozess trägt auch zu den drei am weitesten verbreiteten Augenerkrankungen bei: Glaukom (grüner Star, eine Druckschädigung des Sehnervs), Katarakt (grauer Star, eine Trübung der Augenlinse) und Makula-Degeneration (ein fortschreitender Sehverlust im zentralen Gesichtsfeld), die häufiger bei älteren Menschen auftreten. Komplikationen bei Diabetespatienten können zu einer vierten schwerwiegenden Sehstörung führen. Diese Probleme kommen häufig vor, sind aber kein allgemeingültiges Phänomen, sodass es noch zusätzliche Faktoren gibt, die bestimmen, wer erkrankt oder welche genetischen Faktoren das Risiko erhöhen oder mindern. Zum Glück stehen heute wirksame Behandlungsmöglichkeiten für Augenerkrankungen zur Verfügung.

Was Sie tun können

Es ist sinnvoll, alle zwei Jahre einen Sehtest durchführen zu lassen. Viele Leute, die Schwierigkeiten beim Lesen haben, kaufen billige Lesebrillen im Supermarkt, doch bei einer professionellen Untersuchung werden oft andere Probleme entdeckt. Für den Erhalt der Sehkraft ist es wichtig, sich daran zu erinnern, dass eine Diagnose genau wie in jedem anderen Bereich der Gesundheitspflege nicht zwangsläufig auf die Notwendigkeit einer Therapie hinweist. Wenn ein Augenoptiker feststellt, dass sich Ihre Linse trübt (ein möglicher Hinweis auf einen grauen Star im Frühstadium) oder der Augeninnendruck erhöht ist (ein Anzeichen dafür, dass sich ein folgenschweres Glaukom entwickeln könnte), muss das nicht unbedingt bedeuten, dass ein chirurgischer Eingriff unmittelbar bevorsteht.

Frühwarnsignale

Wenn Sie eine allmähliche Veränderung Ihres Sehvermögens entdecken (beispielsweise Schwierigkeiten haben, beim Autofahren die Kennzeichen der Fahrzeuge vor sich zu entziffern), sollten Sie einen Termin für einen Sehtest vereinbaren. Ein plötzlicher Sehverlust, entweder vollkommen oder auch nur teilweise, zählt zu den Notfallsituationen und sollte umgehend im nächstgelegenen Krankenhaus abgeklärt werden (wenn möglich, in einer Augenklinik oder sonst in der Notaufnahme).

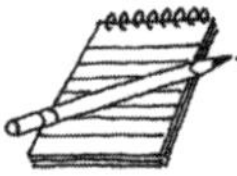

Resolution für eine bessere Förderung des Sehvermögens

Verfassen Sie eine schriftliche Absichtserklärung nach folgendem Muster, und halten Sie sich daran:

- Ich werde meine Augen alle zwei Jahre untersuchen lassen (notieren Sie das Datum der letzten Untersuchung auf der Absichtserklärung, damit Sie wissen, wann die nächste fällig ist).

17. Förderung und Erhalt des Hörvermögens

Dem Hörverlust begegnet man mit weniger Nachsicht als dem Verlust des Sehvermögens, doch die altersbedingte Schwerhörigkeit kann die Lebensqualität im gleichen Maße einschränken.

Die Auswirkungen des Alterungsprozesses

Von frühester Kindheit an nimmt das Hörvermögen ab, anfangs im Hochtonbereich, doch später sind alle Frequenzen betroffen. Am Hörvorgang sind äußerst empfindliche Organe im Mittel- und Innenohr beteiligt, und die Veränderungen, die im Innenohr – im sogenannten Corti-Organ – stattfinden, sind in den meisten Fällen für die altersbedingte Hörminderung verantwortlich. Im Gegensatz zu Störungen der Lungen- oder Herzfunktion ist wissenschaftlich nicht eindeutig belegt, dass sie durch eine Erkrankung hervorgerufen wird, mit Ausnahme einer kleinen Anzahl von Personen, die aufgrund ihrer beruflichen Tätigkeit unter Schwerhörigkeit leiden. Diese Auswirkung des Alterungsprozesses ist bei manchen Menschen stärker ausgeprägt als bei anderen, vermutlich infolge genetischer Ursachen. Die psychischen und physischen Folgen, die mit einer altersbedingten Schwerhörigkeit verbunden sind, können beträchtlich sein. Deshalb sollten Sie eine Minderung des Hörvermögens immer als ernst zu nehmendes Problem betrachten.

Der Hörverlust kann auch mit einem Tinnitus einhergehen – störenden Ohrgeräuschen, die infolge von Veränderungen im Nervensystem auftreten. Das erste Anzeichen ist oft, dass wir nicht mehr wahrnehmen, was andere sagen, falls Hintergrundgeräusche vorhanden sind. Doch wenn sich das Problem schleichend entwickelt, bleibt es zunächst oft unbemerkt. Meistens sind es andere Leute in unserem Umfeld, die Veränderungen feststellen, wenn beispielsweise das Fernsehgerät oder Radio in voller Lautstärke laufen oder das Klingeln an der Tür überhört wird.

Was Sie tun können

Es gibt kein Hörscreening-Programm für ältere Menschen, obwohl regelmäßige Tests von vielen begrüßt würden. Diagnose und Behandlung setzen also voraus, dass Sie selbst die Initiative ergreifen oder von jemandem dazu aufgefordert werden, der bemerkt hat, dass Sie schwerhörig sind.

Ihr Hausarzt wird Sie vermutlich an einen Hals-Nasen-Ohren-(HNO-)Arzt überweisen oder Ihnen einen Besuch der Audiologie-Sprechstunde einer nahegelegenen Klinik empfehlen. Dort wird festgestellt, ob Sie ein Hörgerät benötigen, und die entsprechende Hörhilfe verordnet. Die Kosten werden von den gesetzlichen Krankenkassen nicht immer in voller Höhe übernommen. Wie viel Geld Ihnen zusteht, sollten Sie vorab klären. Informationen können Sie auch online unter http://www.hoeren-heute.de abrufen.

Für einige Betroffene ist das Hauptproblem die Entwicklung eines Ohrenschmalzpfropfs, aber Sie sollten keinen Gegenstand ins Ohr einführen, der kleiner ist als Ihr Finger, um ihn zu entfernen. Versuchen Sie nicht, mit Streichhölzern oder Wattestäbchen im Ohr herumzustochern, sondern lassen Sie bei einem HNO-Arzt eine professionelle Ohrenreinigung durchführen, nachdem Sie Ihren Hausarzt konsultiert haben.

Frühwarnsignale

Probleme, die Worte von Kindern oder Frauen akustisch wahrzunehmen, sind oft ein erstes Anzeichen für den Beginn einer altersbedingten Schwerhörigkeit, denn sie sprechen in einer höheren Stimmlage. Die Ursache kann ein einfacher Ohrenschmalzpfropf sein, aber Sie sollten ungeachtet dessen den Rat Ihres Hausarztes einholen.

Resolution für eine bessere Förderung des Hörvermögens

Verfassen Sie eine schriftliche Absichtserklärung nach folgendem Muster, und halten Sie sich daran:

- Ich werde professionelle Hilfe in Anspruch nehmen, wenn jemand mich darauf hinweist, dass der Fernseher viel zu laut eingestellt ist, oder ähnliche Bemerkungen macht, die auf eine Beeinträchtigung meines Hörvermögens hinweisen könnten, oder wenn ich selbst Hörstörungen bei mir wahrnehme.

4

Gesundheitsvorsorge: Optionen klug wählen und nutzen

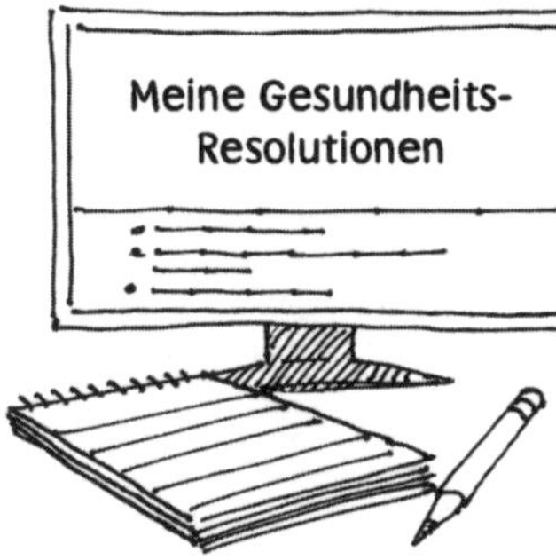

Alle Macht dem Volke!

Je mehr wir über unseren persönlichen Gesundheitszustand wissen, desto mehr Möglichkeiten haben wir, Einfluss darauf zu nehmen. Es ist erstaunlich, wie viele Tests und Therapien der Medizin heute zur Verfügung stehen. Es ist traurig, aber wahr, dass viele von uns medizinisch überversorgt werden – mit Behandlungen, die von geringem Nutzen und der Gesundheit oft sogar abträglich sind –, ebenso wie es auch eine Unterversorgung gibt!

Medizinische Überversorgung

Viele Leute stellen überrascht fest, dass Ärzte die gesundheitlichen Versorgungsleistungen nur verhalten nutzen, obwohl sie selbst Vorteile der medizinischen Entwicklungen genießen, zu denen weite Teile der »gewöhnlichen Sterblichen« keinen Zugang haben:

- Ärzte haben größeren Einblick in die riesigen Fortschritte, die in den vergangenen fünfzig Jahren im Gesundheitswesen erzielt wurden.
- Sie können sich die besten Informationen über die Vorteile neuer Behandlungsmethoden verschaffen.

- Sie haben die Möglichkeit, sich an Kollegen überweisen zu lassen, die in der Ärzteschaft als Koryphäen auf dem Gebiet bestimmter chirurgischer Eingriffe oder Therapien gelten.

Die Gründe für die Zurückhaltung sind vielschichtig, aber sie schließen Folgendes ein:

- das Wissen, dass es immer Patienten gibt, bei denen medizinische Interventionen – Untersuchungen, Operationen oder Medikamente – schädliche Nebenwirkungen hervorrufen können, auch dann, wenn sie von den besten Ärzten des Landes durchgeführt oder verordnet werden, und
- das Wissen, dass wissenschaftliche Belege für die Vorteile einer neuen Behandlungsmethode in weit höherem Maß zugänglich sind als Informationen über ihre Risiken und Grenzen. Versuche mit neuen Therapien, die ein positives Ergebnis erzielt haben und einen Vorteil nachweisen können, haben größere Chancen, veröffentlicht zu werden, als Berichte über negative Testergebnisse für das gleiche Arzneimittel.

Die Ärzte wissen außerdem, dass selbst die besten Gesundheitsleistungen Schaden anrichten können:

- Labordiagnostik, Screenings oder radiologische Untersuchungsmethoden produzieren oft sogenannte falsch positive Ergebnisse; das heißt, sie deuten auf eine Erkrankung hin, die gar nicht vorliegt. Das führt zu Nachfolgeuntersuchungen und Behandlungen, die risikobehaftet und gesundheitsschädlich sein können. Die Computertomografie (CT) erhöht beispielsweise das Risiko einer Krebserkrankung aufgrund der Strahlenbelastung, der die Patienten ausgesetzt sind.

- Einige chirurgische Eingriffe gelten generell als unerlässlich: Ärzte würden darin übereinstimmen, dass eine Operation bei Darmkrebs für jeden Patienten von lebenswichtiger Bedeutung ist. Andere Operationen werden nur in Fällen vorgeschlagen, in denen eine stark einschränkende, aber keine lebensbedrohliche Erkrankung vorliegt, beispielsweise bei einer Kniearthrose. Der behandelnde Arzt und der Patient müssen dann gemeinsam entscheiden, ob eine Operation angezeigt ist. Der Grund für die Überlegung, ob eine Behandlung für eine bestimmte Person sinnvoll und notwendig ist, sind die negativen Auswirkungen, die selbst die besten medizinischen Interventionen bei einem kleinen Prozentsatz der Patienten hervorrufen können. Je besser der Chirurg und das OP-Team sind, desto geringer ist die Anzahl der Personen mit Folgeschäden, aber alle Operationen können rein theoretisch sowohl schaden als auch nutzen. Sollte der Eingriff nicht unbedingt erforderlich gewesen sein, wird der Patient zeitlebens bedauern, die falsche Entscheidung getroffen zu haben.
- Jedes Medikament kann schädliche Nebenwirkungen haben, die in aller Ausführlichkeit und extrem klein-

gedruckt auf dem Beipackzettel aufgelistet sind, zu dem Sie in der Regel jedoch erst dann Zugriff haben, wenn Sie das Rezept in der Apotheke einlösen.

Die moderne Medizin hat atemberaubende Tests und Therapien entwickelt – die Magnetresonanztomografie (MRT), die weitgehend die Röntgendiagnostik ersetzt, Transplantationen, den Hüftgelenkersatz und die Chemotherapie, um nur einige zu nennen –, doch nicht nur in der Ärzteschaft wächst die Besorgnis, dass eine medizinische Überversorgung erfolgt, sprich zu viel diagnostiziert und behandelt wird.

Das *British Medical Journal*, eine namhafte medizinische Fachzeitschrift, spielt eine federführende Rolle bei der Kampagne »Too Much Medicine«. Sie weist »auf die Bedrohung für die menschliche Gesundheit durch Überdiagnosen und die Verschwendung von Ressourcen für überflüssige medizinische Dienstleistungen bei einer breitgefächerten Palette von Erkrankungen hin, beispielsweise Prostata- und Schilddrüsenkrebs, Asthma und chronischer Niereninsuffizienz«. In manchen Ländern ist dieses Problem besonders groß, beispielsweise in den USA. Deshalb gilt es, genau abzuwägen, welche Vor- und Nachteile mit medizinischen Leistungsangeboten verbunden sind. Informationen finden Sie beispielsweise unter https://www.gesundheitsinformation.de/was-ist-eine-ueberdiagnose.3058.de.html.

Medizinische Unterversorgung

Wichtig ist es aber auch, darauf hinzuweisen, dass es aufgrund einer Altersdiskriminierung zu einer medizinischen Unterversorgung kommen kann. Doch inzwischen findet ein Einstellungswandel statt, vor allem weil man erkannt hat, dass viele Gesundheitsprobleme, unter denen Senioren leiden, nicht durch den Alterungsprozess an sich verursacht werden. Dennoch müssen wir uns oft Sätze wie »Da kann man nichts machen, das ist das Alter« oder »Was kann man in dem Alter anderes erwarten?« anhören. Alter ist *kein* medizinischer Befund. Ärzte, die solche Sprüche vom Stapel lassen, sind seniorenfeindlich und voreingenommen, wenn sie pauschal davon ausgehen, dass sämtliche Gesundheitsprobleme auf das Altern zurückzuführen wären. Die Altersdiskriminierung in der Medizin wird mittlerweile mehr und mehr als Herausforderung betrachtet, der sich Ärzte stellen müssen. Über ältere Patienten sollte man niemals als »Bettenblockierer« oder »Gruftis« sprechen und sie auch mit ihrem Namen ansprechen statt mit möglicherweise gut gemeinten Bezeichnungen wie »Opa« oder »Oma«, die man bei einem vierzigjährigen Buchhalter oder einer fünfzigjährigen Architektin, mit denen man nicht verwandt ist, niemals verwenden würde.

Ich möchte Sie ermutigen, die Anordnungen Ihres Hausarztes immer kritisch zu hinterfragen, wenn Sie aus irgendeinem Grund unzufrieden mit ihm sind oder an seinen Befunden etwas nicht genau verstanden haben. Ich gebe zu, dass es schwierig sein kann, die Entscheidungen von Experten anzuzweifeln, die als Autorität auf ihrem Gebiet gelten. Vielleicht ist es leichter für Sie, Ihre Bedenken indirekt zu äußern, indem Sie beispielsweise sagen: »Ich habe mich im Internet kundig gemacht, und dort hieß es …« Oder: »Meine Tochter hat mich gebeten, Sie zu fragen …«

Bedenken Sie immer, dass der Alterungsprozess keine Krankheit und Alter kein medizinischer Befund ist.

Die Wahl der richtigen medizinischen Versorgungsleistungen

Mit siebzig sollten Sie die Vorteile, die Ihnen die moderne Medizin bietet, bestmöglich ausschöpfen, während Sie die Nachteile, so weit es geht, ausklammern. Die nachfolgenden Strategien können Ihnen dabei helfen, beides gegeneinander abzuwägen:

- Machen Sie sich bewusst, was für Sie allerhöchste Priorität hat.
- Bitten Sie um klare, aussagekräftige Informationen über die Risiken und Vorteile der infrage kommenden Tests und Therapien.

- Stellen Sie auch auf eigene Faust Nachforschungen an.
- Nehmen Sie sich genug Zeit, um zu überlegen, welche Option für Sie am besten ist.

Machen Sie sich bewusst, was für Sie allerhöchste Priorität hat

Frau S. bedankte sich bei dem Arzt und verließ das Sprechzimmer, um nach anderen Lösungsmöglichkeiten Ausschau zu halten – für die Probleme mit der Gartenarbeit, die ihr besonders wichtig war. Sie litt unter Kniearthritis, einer entzündlichen Kniegelenkserkrankung mit dem Hang, chronisch zu werden. Doch die Implantation einer Knieprothese, die dazu führen konnte, dass sie überhaupt nicht mehr fähig war, sich hinzuknien, war in ihrem Fall keine optimale Lösung. Da das Problem vor allem bei der Gartenarbeit auftrat, stellten Blumenhochbeete oder Gartengeräte mit langem Schaft möglicherweise eine bessere Option dar.

Bevor Sie Ihren Hausarzt oder, noch wichtiger, einen Facharzt aufsuchen, der Sie nicht so gut kennt wie Ihr Allgemeinmediziner, sollten Sie gründlich überlegen und Ihre Gedanken und Sorgen schriftlich festhalten. Falls Sie sich ständig erschöpft fühlen und insgeheim befürchten, an Krebs erkrankt zu sein, könnten Sie sich Notizen machen, wie nachfolgend beispielhaft formuliert.

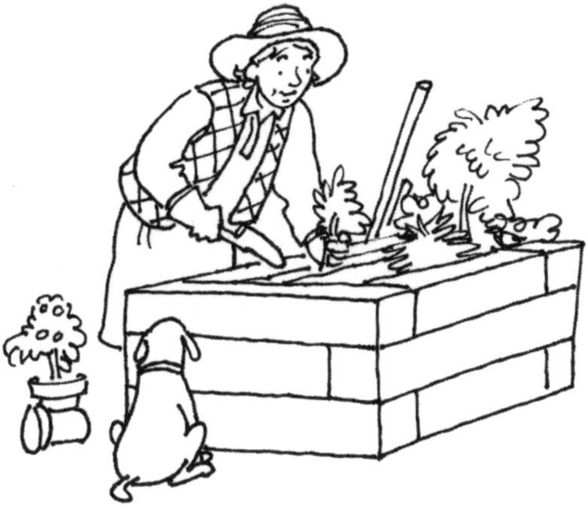

Was bereitet mir am meisten Sorgen?	Ich fürchte, ich könnte an Krebs erkrankt sein, weil ich immer müde bin.
Was erhoffe ich mir von der Medizin?	Den Ausschluss der Möglichkeit, dass Krebs die Ursache für meine Beschwerden ist (obwohl ich weiß, dass in der Medizin nichts hundertprozentig sicher ist).

Bitten Sie um klare, aussagekräftige Informationen

Aus verschiedenen Gründen sind die Informationen, die Patienten erhalten, bisweilen zu optimistisch bezüglich der Risiken und Grenzen der Behandlung. Das ändert sich inzwischen, aber die Neigung zur Schönfärberei ist

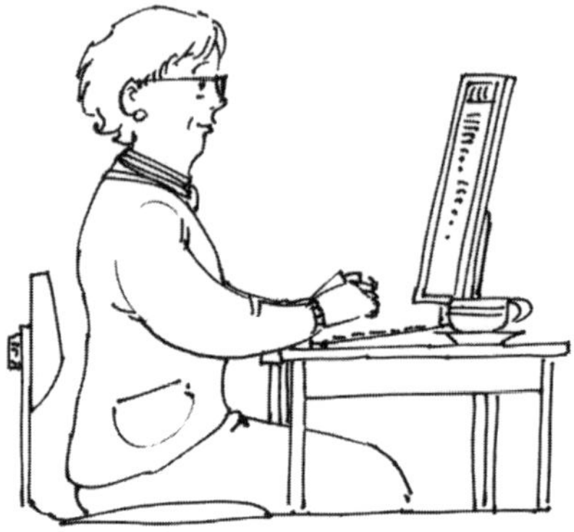

tief verwurzelt. Das größte Hindernis ist vielleicht die Angewohnheit, den Erfolg einer Therapie in Prozenten zu messen. Wenn Patienten die Auskunft erhalten, dass eine Behandlungsmethode das Risiko einer Erkrankung um 50 Prozent senkt, treffen sie andere Entscheidungen, als würde man sie darüber aufklären, dass es nur noch bei jedem dreitausendsten statt zweitausendsten Patienten besteht. Sie brauchen absolute Zahlen, deshalb sollten Sie Ihrem Hausarzt die beiden folgenden Fragen stellen:

- Bei wie vielen von hundert Patienten wurden gute Ergebnisse mit einem bestimmten Test oder einer Therapie erzielt?
- Bei wie vielen von hundert Patienten wurden nach diesem Test oder nach dieser Therapie Folgeschäden festgestellt?

Stellen Sie auch auf eigene Faust Nachforschungen an

Das Internet ist eine hervorragende Informationsquelle, aber auch hier schafft das Überangebot Probleme. Im Juni 2014 gab ich den Begriff »Kniegelenkersatz« bei Google ein und erzielte 24 400 000 Treffer. Die Suchmaschinen-Ergebnisse, die ganz oben auf der Liste angezeigt werden, spiegeln oft nur wider, was die Betreiber der Websites für diese Top-Einstufung bezahlt haben, lassen aber selten Rückschlüsse auf die Qualität oder Angemessenheit des Internetangebots schließen. Wie findet man also Informationen, auf die man sich hundertprozentig verlassen kann?

Wenn Sie eine medizinische Behandlung – gleich, welcher Art – in Betracht ziehen, erkennen Sie die besten Informationsquellen an folgenden Merkmalen:

- Sie sind nicht mit kommerziellen Interessen verbunden.
- Sie verwenden Standardmethoden für die Bewertung der Stichhaltigkeit von Nachweisen, auf denen ihre Aussagen beruhen.
- Sie listen Vor- und Nachteile der Optionen in einer Weise auf, die subjektive Meinungen weitgehend reduzieren, wie Forschungsergebnisse bestätigen.
- Sie beziehen Patienten und Öffentlichkeit in die Gestaltung und Entwicklung ihrer Kommunikation ein.

Informationen zu diesem Thema finden Sie beispielsweise unter der Webadresse http://www.bundesaerztekammer.de/patienten/patienteninformationen-gesundheitstipps/patienteninformationen oder unter dem AWMF-Online-Portal für wissenschaftliche Medizin http://www.awmf.org/leitlinien/patienteninformation.html.

Nehmen Sie sich genug Zeit zum Überlegen

Folgendermaßen können Sie also entscheiden, welche Behandlungsmethode für Sie die richtige ist:

- Wägen Sie die Vor- und Nachteile ab, die in den Forschungsergebnissen bei Patienten mit dem gleichen Krankheitsbild ausgewiesen wurden.
- Machen Sie sich die spezifischen Merkmale Ihrer eigenen Situation bewusst. Sie müssen unter Umständen mehr als eine Erkrankung oder andere Einflussfaktoren in Betracht ziehen.
- Denken Sie darüber nach, was Ihnen wichtig ist.

Alle diese Elemente sollten Sie in die Waagschale werfen, wenn Sie entscheiden, welchen Wert Sie den Vor- und Nachteilen beimessen, die mit jeder Behandlung verbunden sind.

»Was würden Sie tun, Herr Doktor?« Diese Frage

wird oft gestellt. Sie ist für einen Arzt schwer zu beantworten, weil es sich genau genommen um zwei Fragen handelt:

- »Was würden Sie an meiner Stelle tun?«
- »Was würden Sie tun, Herr Doktor, wenn Sie der Patient wären?«

Wenn ein Arzt bereit ist, sich so weit aus dem Fenster zu lehnen, wäre die Antwort auf die erste Frage von vielen verschiedenen Faktoren abhängig, vor allem jedoch davon, wie gut er Sie und Ihre Wertvorstellungen kennt, insbesondere

- welche Bedeutung Sie den verschiedenen Behandlungsergebnissen beimessen, sowohl den guten als auch den schlechten,
- wie groß Ihre Risikobereitschaft ist und
- wie Sie sich fühlen würden, wenn Sie das Risiko einer Behandlung auf sich nähmen, die negative Folgen hat.

Obwohl Ärzte bessere Möglichkeiten haben, sich stets über die neuesten medizinischen Entwicklungen auf dem Laufenden zu halten, würden sie vermutlich die gleichen Fragen stellen wie Sie, wenn sie der Patient wären. Sie würden über die potenziellen Probleme nachdenken, denen sie sich gegenübersehen, die Vor- und Nachteile der verfügbaren Optionen gegeneinander abwägen und sich das Ausmaß ihrer persönlichen Risikobereitschaft bewusst machen. Allem Anschein nach bereiten den Ärzten jedoch die Risiken, die mit einer Behandlung verbunden sind, mehr Sorgen. Sie wissen, dass selbst bei den besten medizinischen Dienstleistungen etwas schieflaufen kann, und erinnern sich oft sogar an einen bestimmten Patienten, bei dem eine Therapie negative Folgen hatte. Ärzte haben inzwischen erkannt, dass sie ihr Augenmerk in höherem Maß auf den individuellen Patienten als auf die Krankheit richten sollten. In vieler Hinsicht stellt das eine Rückkehr zur »althergebrachten« Behandlungsmethode dar. Sie sollten sich als Patientin oder Patient darüber im Klaren sein, was für Sie oberste Priorität hat, und die Vorteile und Risiken sorgfältig abwägen, weil jede Behandlung ein gewisses Risiko impliziert und die Entscheidung, ob sie in Ihrer Situation sinnvoll und notwendig ist, kein abgeschlossenes Medizinstudium erfordert.

Sie sollten sich die Zeit nehmen, über folgende Fragen nachzudenken, allein oder mit Familienangehörigen beziehungsweise Freunden:

- Was bereitet mir die größten Sorgen und Probleme?
- Ist dem Arzt klar, welche Sorgen und Probleme für mich oberste Priorität haben?
- Ist die angebotene Therapie darauf ausgerichtet, nicht nur die Krankheit zu behandeln, sondern auch meine spezifischen Sorgen und Probleme in den Griff zu bekommen?

- Habe ich mich ausreichend über die wahrscheinlichen Vor- und Nachteile der Behandlung informiert?

Nachdem Sie diese Entscheidungen getroffen haben, sollten Sie noch eine Reihe weiterer Fragen in Erwägung ziehen:

- Bin ich wirklich sicher, dass ich diese Therapie will? (Ich weiß, dass ich mich wiederhole, aber es lohnt sich, mehr als einmal darüber nachzudenken.)
- Würde ich mir Vorwürfe machen, wenn etwas schiefgeht?
- Wie haben andere entschieden, die sich in einer ähnlichen Situation befinden?
- Wie dringlich ist die Behandlung?
- Wo soll ich sie durchführen lassen?

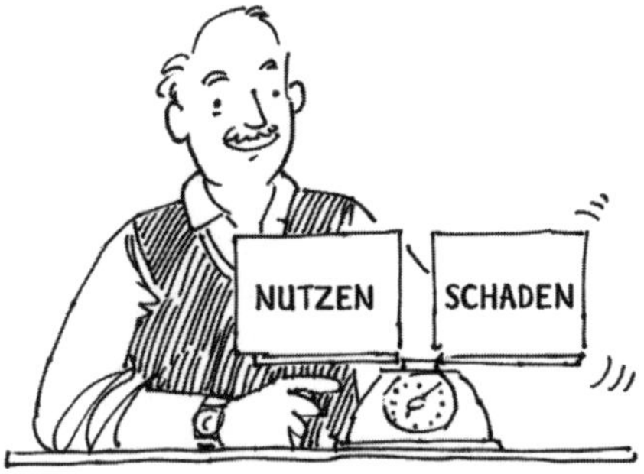

Die richtige Gesundheitsvorsorge für Senioren ab siebzig

Im letzten Abschnitt haben wir dargelegt, wie wichtig die persönliche Situation im Rahmen der Entscheidungsfindung ist. Das Gesundheitswesen braucht klar umrissene Leitlinien zur Diagnose und Behandlung von Krankheiten, aber jeder Mensch ist ein Unikat. Der individuell erhobene Befund, die Risikofaktoren, die in einem spezifischen Fall vorhanden sind oder fehlen, und die Möglichkeit, dass mehrere Erkrankungen gleichzeitig vorliegen, sollten ebenso berücksichtigt werden wie die unterschiedlichen Wertvorstellungen. Einige Verallgemeinerungen sind jedoch zulässig, was nicht bedeutet, dass alle Senioren mit siebzig bestimmte Tests oder Therapien in Betracht ziehen sollten oder müssen, sondern dass sie ausreichende Informationen über die Test- und Therapiemöglichkeiten erhalten. Danach bleibt es jedem selbst überlassen zu entscheiden, ob eine Untersuchung oder Behandlungsmethode infrage kommt.

Impfungen

Infektionskrankheiten kosteten früher vielen Menschen das Leben, und einige Jahre lang glaubte man, sie wären so gut wie ausgerottet. Dann breitete sich das HIV-

Virus aus und erinnerte uns daran, welchen Gefahren wir uns aussetzen, wenn wir ansteckende Krankheiten ignorieren. Diese Gefahren haben sogar noch zugenommen, zum einen, weil die Evolution bei Bakterien und Viren schneller voranschreitet als beim Menschen, und zum anderen, weil viel zu häufig Antibiotika eingesetzt werden, was zu einer Resistenz bei diesen Krankheitserregern geführt hat. Zum Glück gibt es wirksame Impfstoffe gegen einige der besonders stark verbreiteten Infektionskrankheiten im Alter. Vor allem drei davon kommen hier infrage:

- die *Influenza* (die »echte« oder Virusgrippe),
- die *Pneumokokken-Infektion* (eine bakterielle Lungenentzündung) und
- die *Gürtelrose* (Herpes Zoster).

Influenza

Die Virusgrippe ist ab dem siebzigsten Lebensjahr eine wesentlich schwerwiegendere Erkrankung als mit dreißig. Dafür gibt es zwei Gründe. Erstens verringern die Auswirkungen des Alterungsprozesses die Fähigkeit des Organismus, auf Herausforderungen zu reagieren. Die Folgen ein und desselben Gesundheitsproblems, in diesem Fall die Grippeviren, verstärken sich mit zunehmendem Alter. Was bei dreißigjährigen Patienten mit einer Krankschreibung von drei Tagen verbunden sein könnte, kann ab dem siebzigsten Lebensjahr drei Tage Krankenhausaufenthalt erforderlich machen. Zweitens, und ganz offensichtlich mit dem ersten Grund verknüpft, finden ab dem siebzigsten Lebensjahr vermutlich schon Veränderungen in der Lungen- und Herzfunktion statt, eine Folge unserer heutigen Lebensweise und Umweltverschmutzung, und die zusätzliche Belastung durch die Virusgrippe kann zu Problemen in beiden Bereichen führen. Eine Funktion des Herzens besteht darin, Blut durch die Lungen zu pumpen, um Sauerstoff aufzunehmen. Ist die Lunge durch eine Infektion und Entzündung geschwächt, muss das Herz noch schwerer arbeiten, was einem Herzversagen Vorschub leisten kann. Aus diesen Gründen sollte die Impfung gegen Grippe von allen ab dem siebzigsten Lebensjahr ernsthaft in Betracht gezogen werden.

Pneumokokken-Infektion

Die Pneumokokken-Infektion wird durch Bakterien mit dem Namen »Staphylococcus pneumoniae« verursacht. Zum Glück gibt es heute einen sicheren und wirksamen Polysaccharid-Impfstoff (PPV 23, Handelsname »Pneumovax®«). Er bietet Erwachsenen und Kindern ab dem zweiten Lebensjahr, die keine anderweitigen Gesundheitsprobleme haben, lebenslangen Schutz. Menschen, die an Diabetes oder an einer langwierigen Herz-, Lungen- oder Nierenkrankheit leiden und daher einem erhöhten Komplikationsrisiko ausgesetzt sind, sollten die Impfung alle fünf Jahre auffrischen.

Gürtelrose

Die Gürtelrose ist eine heimtückische Erkrankung. Sie tritt auf, wenn eine Veränderung im Körper zu einer Reaktivierung des Windpockenvirus führt, das sich im Nervensystem eingenistet hat und dort »schlummert«. Der auslösende Faktor wurde bis heute nicht klar ermittelt, doch gibt es einen Impfstoff, der einen wirksamen Schutz bietet. Informationen finden Sie beispielsweise unter https://www.aerzteblatt.de/archiv/55145/Zostavax-Erster-Impfstoff-gegen-Guertelrose.

Gesundheitsrisiken reduzieren

»Nichts ist so sicher wie der Tod und Steuern.« So heißt es in einem berühmten Ausspruch, den der englische Schriftsteller Daniel Defoe, Autor des Romans *Robinson Crusoe*, prägte, obwohl man ihn in den USA dem Erfinder und Staatsmann Benjamin Franklin zuschreibt. Mit zunehmendem Alter treten häufiger Erkrankungen auf, doch sie sind keineswegs unvermeidlich. Am besten macht man sich die Einstellung zu eigen, dass Menschen ab dem siebzigsten Lebensjahr in stärkerem Maß gefährdet sind, Gesundheitsprobleme zu entwickeln, diese sich aber oft schon im Vorfeld vermeiden, hinauszögern oder abschwächen lassen. Dazu gehören die folgenden:

- *Herzkrankheiten:* Infarkte und Herzversagen,
- *Schlaganfall,*

- *vaskuläre Demenz*, eine Form der Demenz, die durch Störungen in der Blutversorgung des Hirngewebes und Vorhofflimmern entsteht, eine Herzrhythmusstörung (dabei bilden sich Ablagerungen im Herzen, kleine »Blutpfropfen«, die sich lösen und mit dem Blutstrom ins Gehirn gelangen können),
- *Nierenversagen* und andere für Diabetes Typ 2 typische Komplikationen,
- schwere *Gelenkerkrankungen*, die einen Gelenkersatz erfordern,
- *Krebserkrankungen* sowie
- *Depressionen*.

Es gibt Risikofaktoren, die für mehrere Erkrankungen typisch sind. Sie lassen sich durch folgende Maßnahmen verringern:

- das Rauchen einstellen,
- die Ernährung verbessern,
- abnehmen,
- aktiver und fitter werden und last, but not least,
- Fähigkeiten und Ressourcen nutzen, um anderen zu helfen, die weniger vom Schicksal begünstigt sind.

Vielen dieser Aktivitäten können auch Sie nachgehen, wenn Sie sich an die im Buch beschriebenen Tipps und Techniken halten. Wägen Sie jedoch die Vorteile gegen die Risikofaktoren ab und lassen Sie sich im Zweifelsfall von einem Arzt beraten.

Vorbeugende Gesundheits-dienstleistungen

Bevor Sie mit dem Fitnesstraining beginnen, sollten Sie bei Ihrem Hausarzt einen Gesundheitscheck durchführen lassen, wenn Sie diesen Dienst nicht ohnehin regelmäßig in Anspruch nehmen. Es besteht keine Notwendigkeit, Geld für Screeningtests auszugeben, mit denen private Anbieter werben, da diese systematischen Testverfahren oft mehr Schaden anrichten, als Nutzen stiften. Zu den empfehlenswerten Gesundheitsdienstleistungen für Senioren, deren Kosten zum größten Teil von den Krankenkassen übernommen werden, gehören:

- Früherkennung und Behandlung von Bluthochdruck,
- Früherkennung und Behandlung von Herzrhythmusstörungen,
- Prävention und Kontrolle von Diabetes Typ 2,
- sofortige Untersuchungen bei akuten Schmerzen im Brustraum zur effektiven Behandlung von Herzinfarkten,
- Vorsorgeuntersuchungen auf Brustkrebs für Frauen, aufs Bauchaortenaneurysma für Männer (siehe im 3. Kapitel »Was Sie tun können« unter »Förderung und Erhalt einer gesunden Herzfunktion«) und auf Darmkrebs für beide,
- Nachforschungen, Behandlung und Nachsorge für

Frauen mit Frakturen, um einer zweiten Fraktur aufgrund der Knochenbrüchigkeit vorzubeugen, sowie
- Tests, Behandlung und Unterstützung bei Depressionen, um das allgemeine Wohlbefinden zu verbessern und einem Suizid vorzubeugen.

Wichtig ist eine ausgewogene Herangehensweise. Wir brauchen qualitativ hochwertige Therapien. Aber eine Überdiagnose, Überbehandlung und eine Medikalisierung des Lebens – das heißt ein gesellschaftlicher Wandel, bei dem die Schulmedizin die Deutungshoheit über Gesundheit und Krankheit und eine Monopolstellung bei der ärztlichen Versorgung gewinnt – sollten vermieden werden.

Eine gesunde Lebensweise bei chronischen Erkrankungen

Viele Leute werden mit siebzig krank, einige häufiger als andere. Aber was zählt zu den Krankheiten? Einige sind klar umrissen. Die Tuberkulose ist beispielsweise eine Krankheit, genau wie der Myokardinfarkt (Herzmuskelinfarkt). Aber nicht alle Krankheiten lassen sich so leicht definieren.

Nehmen wir den Bluthochdruck (Hypertonie) als Beispiel. Bei allen Menschen ist der Blutdruck hoch genug, um das arterielle Blut an die Stellen zu transportieren, an denen es gebraucht wird. Ohne ihn wären wir

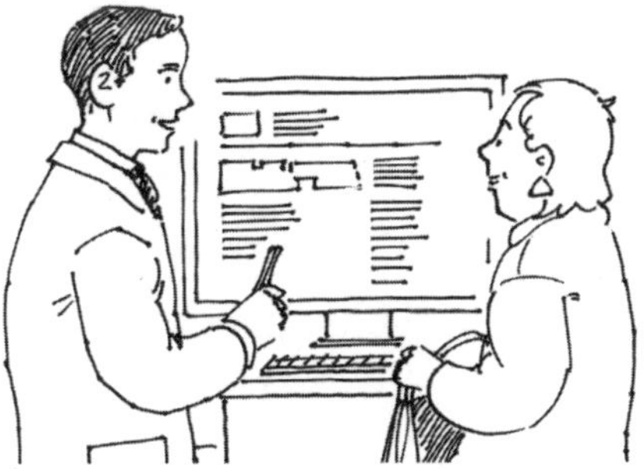

tot. Doch bei einigen steigt der Blutdruck in so hohem Maße, dass es als vernünftig gilt, blutdrucksenkende Medikamente zu verordnen, um das Risiko eines Herzinfarkts oder Schlaganfalls zu verringern. Dieses Problem als »Bluthochdruck« zu bezeichnen, beispielsweise: »Ich habe Bluthochdruck«, ist einfacher als die langwierige Erklärung »Mein Hausarzt und ich sind übereingekommen, dass mein hoher Blutdruck die möglichen Nebenwirkungen einer täglichen Einnahme von Medikamenten zur Senkung meiner Mittelwerte und somit zur Verringerung des Schlaganfallrisikos rechtfertigt«. Bluthochdruck ist ein Problem, aber keine Krankheit. Das gilt auch für Diabetes Typ 2 und eine Reihe weiterer »Gesundheitsprobleme«. Der Beginn eines Gesundheitsproblems – oder die Feststellung einer Erkrankung – ist nicht das Ende.

Selbst die Diagnose einer Krankheit wie Krebs ist nicht das Ende, sondern sollte vielmehr der Beginn eines neuen Abschnitts auf Ihrem Lebensweg sein. Es liegt auf der Hand, dass der Befund niederschmetternd ist, doch bedeutet er nicht, dass Sie Ihr Schicksal von nun an in die Hände der Ärzte legen müssen; Sie spielen eine wichtige Rolle, nicht nur bei der Einnahme der verordneten Medikamente, sondern weil Sie eigenverantwortlich Veränderungen einleiten sollten, die unabdingbar sind, um Ihren Gesundheitszustand zu erhalten oder zu verbessern. Der Grund ist, dass Sie in noch stärkerem Maß darauf bedacht sein sollten, fit zu werden und zu bleiben, wenn Sie an einer chronischen oder langwierigen Krankheit leiden.

Wie im 1. Kapitel erläutert wurde, besteht eine der Auswirkungen des Alterungsprozesses darin, dass der Körper die Herausforderung des Bewegungsmangels nicht mehr so leicht kompensiert wie früher, sodass der Fitnessverlust mit zunehmendem Alter wächst. Bei der Entwicklung chronischer Gesundheitsprobleme kommen noch zwei weitere Einflussfaktoren ins Spiel:

- Erstens werden Bewegung und körperliche Aktivität durch die Folgen eines Gesundheitsproblems erschwert, beispielsweise bei Gelenkschmerzen oder Kurzatmigkeit.
- Zweitens gilt es, dem Druck wohlmeinender Mitmenschen zu widerstehen, die Ihnen Aufgaben abnehmen möchten, die Sie nach Möglichkeit selbst erledigen sollten.

Aus diesen Gründen wird eine optimale Entwicklung des Krankheitsverlaufs nicht nur beeinträchtigt, sondern das Voranschreiten der Erkrankung infolge des gesellschaftlichen Drucks, »sich das Leben im Alter leichter zu machen«, noch beschleunigt.

Deshalb ist Fitness – auf der körperlichen und psychischen Ebene – noch wichtiger für diejenigen, die unter langfristigen Gesundheitsproblemen leiden, als für Menschen, die (noch) keine Beschwerden haben. Bei allen Gesundheitsproblemen, die ab dem siebzigsten Lebensjahr auftreten können, wurden die Vorteile einer aktiveren Lebensweise wissenschaftlich nachgewiesen. Diese Aktivitäten – die Umstellung auf eine gesunde, ballaststoffreiche Ernährung und mehr Bewegung, wie in den vorherigen Kapiteln beschrieben – verringern das Risiko, überhaupt zu erkranken.

Diese gesundheitsfördernden Verhaltensweisen sind gleichermaßen wichtig bei Krankheiten, für die es derzeit noch keine vorbeugenden Maßnahmen gibt, beispielsweise Parkinson. Deshalb ist es wichtig, nach der Diagnosestellung auf ihre Bedeutung hinzuweisen und nicht nur die entsprechende medikamentöse Behandlung zu verordnen. Wenn bei Ihnen eine Krebserkrankung festgestellt wurde, brauchen Sie unter Umständen eine Kombination aus chirurgischem Eingriff, Chemo- und Strahlentherapie, aber Sie sollten auch aktiv bleiben oder aktiver werden, Ihre Ernährung verbessern und Entspannungstechniken wie die Achtsamkeitsübung erlernen (siehe 5. Kapitel).

Wenn Sie nicht das Glück hatten, eine Physio- oder Bewegungstherapie verordnet zu bekommen, sollten Sie Ihr Fitnessprogramm selbst gestalten. Wie Sie am besten dabei vorgehen, ist im 2. Kapitel beschrieben. Sprechen Sie vorab mit Ihrem Arzt, um sicherzugehen, dass Sie mit Ihrem Training keinen Schaden anrichten. Nützliche Tipps und Informationen finden Sie unter https://www.brandeins.de/wissen/was-brauchst-du/12-wo-sie-hilfe-finden oder im Falle einer Krebserkrankung unter https://www.krebsgesellschaft.de/onko-internet-portal/basis-informationen-krebs/leben-mit-krebs/beratung-und-hilfe/professionelle-unterstuetzung.html.

Medikamente mit Bedacht einsetzen

Die moderne Medizin wurde durch die fortlaufende Entwicklung neuer Medikamente sowie die Fortschritte in der Diagnostik und Chirurgie von Grund auf verändert, aber wie bei allen anderen Therapien können auch hier schädliche Nebenwirkungen auftreten. Natürlich ist nur ein bestimmter Prozentsatz der Patienten davon betroffen, und viele sind relativ geringfügig, beispielsweise Hautausschläge. Die Beipackzettel, die von Herstellern mitgeliefert werden, enthalten eine Fülle von Informationen, wie gesagt oft sehr kleingedruckt, aber man findet nur selten Angaben über die möglichen Nebenwirkungen, wenn man zwei oder mehr Arzneimittel gleichzeitig einnimmt. Für Informationen dieser Art und bei allen Fragen zur Einnahme des Medikaments, zu seiner Wirkungsweise und seinen Nebenwirkungen ist Ihr Apotheker ein guter Ansprechpartner.

Alternativ- und Komplementärmedizin – ja oder nein?

Einige »Schulmediziner« stehen alternativen oder komplementären Behandlungsmethoden, beispielsweise der Homöopathie oder Traditionellen Chinesischen Medizin (TCM), kritisch gegenüber, vor allem wenn die Krankenkassen die Kosten übernehmen, statt ihre Ressourcen für Dienstleistungen wie künstliche Hüftgelenke zu verwenden. Die ablehnende Haltung stützt sich auf die Tatsache, dass es keine stichhaltigen Beweise für ihre Wirksamkeit gibt, die normalerweise im Rahmen »evidenzbasierter« systematischer Forschungen, den sogenannten randomisierten kontrollierten Studien (RCS), erhoben werden. Die Anbieter der Alternativ- und Komplementärmedizin erklären im Gegenzug, dass sie durchaus gewillt sind, ihre Forschung auszuweiten, dass es aber keine Entsprechung zur Pharmaindustrie gibt, die einen Großteil der Forschung und Entwicklung neuer Medikamente finanziert.

Was wäre also zu den alternativen und komplementären Behandlungsmethoden zu sagen, falls Sie eine solche Therapie in Betracht ziehen? Erstens: Viele Leute haben davon profitiert. Zweitens: Es ist nicht belegt, dass sie Schaden anrichten, vorausgesetzt, Sie verzichten nicht auf eine orthodoxe Behandlung, deren Wirksamkeit nachgewiesen ist.

Die richtige Betreuung und medizinische Versorgung gegen Ende des Lebens

Wenn man siebzig wird und immer mehr Freunde und Verwandte verliert, gelangt die Unausweichlichkeit des Todes nach und nach auf unsere Tagesordnung. Vielleicht lebt noch ein Elternteil oder andere hochbetagte Verwandte, wenn wir sechzig oder siebzig sind, und die Verantwortung für die Betreuung bleibt oft den Kindern überlassen. Die Erfahrung des Verlustes mit anderen zu teilen kann tröstlich sein und ermöglicht vielen, leichter und offen über ein Thema zu sprechen, das lange Zeit tabu war. Für die Betroffenen kann es auch eine große Hilfe sein, ihre Erfahrungen mit schwierigen Situationen *vor* dem Tod zu teilen, beispielsweise mit dem Problem, die häusliche Pflege zu bewerkstelligen oder eine gute Pflegeeinrichtung zu finden – oder ob die letzten Tage durch unnötige medizinische Interventionen getrübt wurden. Im Hinterkopf erhebt sich dabei die Frage, wie wir selbst am Ende unseres Lebens betreut werden möchten und welche Vorbereitungen wir treffen sollten, um einen »guten Tod« zu gewährleisten. Doch was ist ein »guter Tod«?

Bill Shankly, ehemaliger Manager des Liverpool Football Club, hatte nach eigenen Angaben den Ehrgeiz, »gesund zu sterben«. Wie viele Menschen legte er großen Wert darauf, seine Aktivität, Unabhängigkeit und Lebensqualität möglichst bis zum Ende zu bewahren. Die Kernaussage in diesem Buch lautet: Wenn Sie bereit sind, die Initiative zu ergreifen, können Sie noch lange aktiv und eigenständig bleiben, nicht unbedingt, um das Leben zu verlängern, sondern um das Einsetzen von Gebrechen und die Abhängigkeit von anderen Menschen hinauszuzögern und diese Zeitspanne von Jahren auf Monate, wenn nicht gar auf wenige Wochen zu verkürzen.

Das Konzept eines »guten Todes« konzentriert sich in erster Linie auf die letzten Wochen, Tage oder Stunden des Lebens, wenn offensichtlich ist, dass der Tod naht. Wie man diese kritische Zeit am besten gestaltet, ist ein Thema, das heute wesentlich häufiger und offener angesprochen und diskutiert wird. Einige Leute wünschen sich einen plötzlichen Tod, aber er kann auch Nachteile haben, insbesondere die fehlende Gelegenheit, sich von Nahestehenden zu verabschieden oder mit Menschen zu versöhnen, mit denen man zerstritten ist. Ira Byock, Professorin und US-amerikanische Palliativpflege-Spezialistin, hat festgestellt, dass die meisten Menschen vor ihrem Tod die Chance haben möchten, »vier Dinge anzusprechen, die ihnen am wichtigsten sind: Bitte verzeih mir; ich verzeihe dir; ich liebe dich; ich danke dir.«

Die letzten Tage können aber auch durch eine »unangemessene« oder »nutzlose« medizinische Versorgung beeinträchtigt werden:

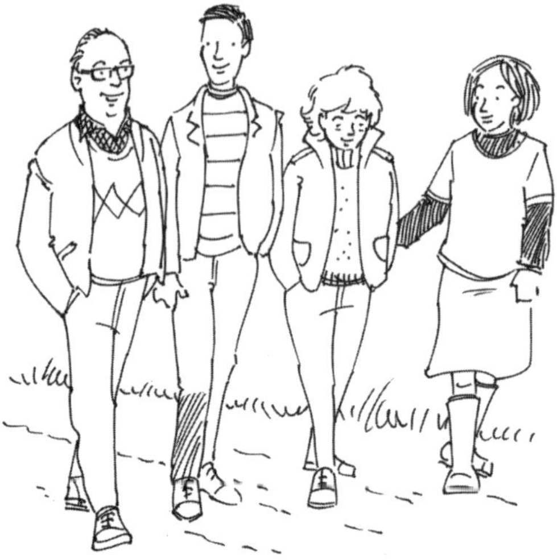

Herr A. war 76 und bei guter Gesundheit. Natürlich litt er unter ein paar »Zipperlein« und hatte zahlreiche ärztliche Verordnungen erhalten, doch er führte ein erfülltes Leben an der Seite seiner Frau, mit der er seit fünfzig Jahren verheiratet war. Er war ehrenamtlich als Schriftführer in seinem Gemeindezentrum tätig, war ein begeisterter Kegler und aktives Vorstandsmitglied des Kleingartenvereins.

Eines Tages brach er völlig unverhofft mit unerträglichen Bauchschmerzen zusammen und wurde ins örtliche Krankenhaus eingeliefert, wo man ein Bauchaortenaneurysma feststellte, eine krankhafte Erweiterung der Hauptschlagader, die geplatzt war – eine lebensbedrohliche Situation. Ein Bauchaortenaneurysma lässt sich ohne großes Risiko behandeln, wenn es beizeiten entdeckt wird, und aus diesem Grund wird Männern ab dem 65. Lebensjahr eine Ultraschalluntersuchung zur Früherkennung empfohlen. Doch Herr A. war weit über das Alter hinaus, als diese Präventionsmaßnahme an seinem Wohnort eingeführt wurde. Was also tun?

Der Chirurg war zuversichtlich, dass sich die schadhaften Blutgefäße durch eine implantierte Prothese, einen sogenannten »erweiterten« Stentgraft, ersetzen ließen, und die Anästhesistin erklärte, dass er gute Chancen habe, den Eingriff zu überleben. Sie machte ihn jedoch darauf aufmerksam, dass er einige Tage auf der Intensivstation bleiben müsse und eine vollständige Genesung wegen seiner Herz- und Nierenprobleme, die durch die Schocksymptomatik noch verschlimmert würden, fraglich sei.

Herr A. war durch die Wirkung der Schmerzmittel zu benebelt, um alle Aspekte der Option zu verstehen. Frau A. wusste nicht, was sie tun sollte. Seine Kinder, die in den USA und Australien lebten, telefonierten miteinander und betonten nachdrücklich, dass »alles Menschenmögliche« für ihren Vater getan werden solle. Herr A. wurde also operiert, verbrachte sieben Tage auf der Intensivstation, wobei er sein Bewusstsein nie wieder so weit zurückerlangte, um sich verständlich zu machen, und starb.

Es gibt seit geraumer Zeit immer wieder Diskussionen zum Thema »Ärztlich assistierter Suizid«, sprich »Sterbebegleitung«, doch der Fall von Herrn A. zeugt von einem wesentlich weiter verbreiteten Problem – der ärztlichen »Überlebensbegleitung«. Herr A. überlebte die Operation, sodass der Chirurg sie unbedenklich als »Erfolg« einstufen konnte, doch er starb, wie viele Ärzte prophezeit hätten, eine Woche später. Der Eingriff erfolgte mit den besten Absichten, aber entsprach er dem Wunsch von Herrn A.? Niemand wusste es, und deshalb wurde die sicherste Entscheidung getroffen, nämlich die, »alles Menschenmögliche« zu versuchen.

Zum Glück ist das Problem der Überdiagnose und Überbehandlung inzwischen bekannt, vor allem in den USA. Dort haben Autoren wie Nortin M. Hadler eindringlich darauf hingewiesen, dass die derzeitige Vorgehensweise, die einen Klinikaufenthalt für akut kranke ältere Menschen während der letzten Lebensphase empfiehlt, »eher tödlich als heilsam« sei. Das Buch *Sterblich sein. Was am Ende wirklich zählt* von Atul Gawande beschreibt unmissverständlich den Druck, dem sich Ärzte und Angehörige ausgesetzt sehen, die über das weitere Schicksal der Patienten entscheiden müssen. Viele Senioren möchten keinesfalls in ein Krankenhaus eingewiesen werden, wenn das Ende des Lebens naht, vor allem wenn niemand garantieren kann, dass die Behandlung anschlägt und die damit verbundenen Folgen den Sterbeprozess mit hoher Wahrscheinlichkeit beeinträchtigen würden.

Der erste Schritt sollte darin bestehen, diese Themen offen anzusprechen. An das Thema »Tod und Sterben« gehen viele nur zögernd heran, doch ein Gespräch darüber ist unabdingbar, vor allem für die nächsten Angehörigen, beispielsweise den Partner, die Kinder oder andere Verwandte. Auch die religiösen Überzeugungen spielen eine wichtige Rolle, und selbst Menschen, die ihren Glauben nicht auf formale Weise praktizieren, haben unter Umständen spirituelle Bedürfnisse und Anliegen, die es zu berücksichtigen gilt. Die Entscheidungen sind in hohem Maße persönlich und individuell, und jeder von uns muss sich auf seine eigene Weise damit auseinandersetzen. Es hat den Anschein, als würden heute mehr Menschen über diese Themen nachdenken und diskutieren. Sie fragen sich beispielsweise:

- Was soll an meinem Lebensende noch geschehen?
- Was möchte ich unbedingt vermeiden?
- Wer spricht und handelt in meinem Namen, wenn ich dazu nicht mehr in der Lage bin?

Außerdem sollte eine Reihe spezifischer Themen in Betracht gezogen werden:

- Wollen Sie, zum Beispiel nach einem Herzstillstand oder schweren Schlaganfall, reanimiert werden?
- Gibt es bestimmte Heilbehandlungsmethoden, auf die Sie verzichten möchten, wenn Sie beispielsweise dement werden? Wären Sie nach einem Herzstillstand mit einer externen Herzdruckmassage oder elektrischen Defibrillation einverstanden? Wäre die Verabreichung von Antibiotika in Ihrem Sinn, wenn Sie

sich eine Lungenentzündung zuzögen, die eine Möglichkeit bietet, friedlich einzuschlafen?

- Wer würde die Entscheidungen für Sie treffen, wenn Sie aus welchen Gründen auch immer nicht mehr in der Lage wären, rechtsgültige Entscheidungen über einen chirurgischen Eingriff zu treffen, der keinen Erfolg gewährleistet, aber mit einigen Risiken behaftet ist, beispielsweise aufgrund der Folgen einer Vollnarkose?

Diese Entscheidungen überschneiden sich teilweise, und es ist sinnvoll, vorab jemanden zu benennen, der sich im Besitz einer offiziellen Befugnis befindet, in Ihrem Auftrag zu handeln. Wenn Sie ruhig und im Vollbesitz Ihrer geistigen Kräfte sind, können Sie die Optionen mit den Ärzten und Pflegern, die Sie betreuen, selbst besprechen, aber oft ist die Fähigkeit, schwerwiegende Entscheidungen zu treffen, durch den aktuellen Gesundheitszustand eingeschränkt. Deshalb nutzen viele die Gelegenheit, Vorsorge zu treffen und ihre Wünsche und Vorstellungen in einem Gespräch mit Familienangehörigen zu klären. Dabei müssen sie oft feststellen, dass es gerade den engsten Verwandten schwerfällt, solche rechtsverbindlichen Entscheidungen zu treffen, wenn die Ansichten nicht klar geäußert wurden.

Nicht jeder ist bereit, diese Entscheidungen im Vorfeld zu treffen, was man respektieren muss. Es gilt jedoch zu bedenken, dass Familienangehörige unterschiedliche Standpunkte vertreten können, was oft zu

Streit und Konflikten führt und die ohnehin schwierige Situation noch zuspitzt. Das lässt sich mit einer Patientenverfügung, einer Vorsorgevollmacht und einer Betreuungsvollmacht verhindern. Vorgedruckte Formulare können Sie beispielsweise kostenlos aus dem Internet herunterladen. Informationen und Vorlagen finden Sie auf der Website des Bundesministeriums der Justiz und für Verbraucherschutz, http://www.bmjv.de/DE/Service/Formulare/Formulare_node.html oder unter https://www.patientenverfuegung-kostenlos.de. Damit können Sie Entscheidungen zu einer Zeit treffen, in der Sie dazu in der Lage sind. Falls Sie lebensverlängernde oder lebensrettende Maßnahmen ablehnen, müssen Sie diese vorab möglichst genau benennen, beispielsweise wenn Sie

- bei einer Infektion und einer Lebenserwartung von nur wenigen Tagen keine Antibiotika erhalten möchten,
- weder essen noch trinken können, aber auf eine künstliche Ernährung und Zufuhr von Flüssigkeit durch eine Nasensonde oder einen Tropf verzichten oder
- nach einem Herzstillstand nicht durch eine Elektroschockbehandlung oder Herzmassage wiederbelebt werden möchten.

Vielleicht hilft es Ihnen, mit einem Arzt oder einer Krankenschwester über die Behandlungsmöglichkeiten zu sprechen, die Ihnen derzeit zur Verfügung stehen, und welche Vor- und Nachteile damit verbunden sind. Auch Verbraucherzentralen bieten Beratung zur Patientenverfügung an.

Falls Sie keinen Vordruck benutzen möchten, können Sie – ebenfalls mit fachkundiger Hilfe – auch eine handschriftliche Patientenverfügung verfassen, die folgende Angaben enthalten sollte:

- Name, Geburtsdatum, Adresse und gegebenenfalls besondere Kennzeichen für den Fall, dass Sie unfähig sind, zu kommunizieren und das medizinische Personal Ihre Identität ermitteln muss,
- Name, Adresse und Telefonnummer Ihres Hausarztes und ob dort oder bei einer anderen Person (Name, Adresse, Telefonnummer) ebenfalls eine Patientenverfügung von Ihnen vorliegt,
- der Hinweis, dass dieses Dokument verwendet werden soll, wenn Sie nicht mehr in der Lage sind, Entscheidungen zu treffen,
- die so konkret wie möglich formulierte Auflistung der medizinischen Maßnahmen, die Sie ablehnen, mit dem Zusatz »… auch wenn dadurch mein Bewusstsein getrübt oder mein Leben verkürzt wird«,
- Datum,
- Unterschrift,
- Datum und Unterschrift von mindestens einem Zeugen/einer Zeugin, die Ihnen bescheinigen, dass Sie zum Zeitpunkt der Verfassung der Verfügung im Vollbesitz Ihrer geistigen Kräfte waren.

Es gibt inzwischen zahlreiche Websites zum Thema Patientenverfügung, Vorsorgevollmacht und Betreuungsverfügung, die Ihnen und den Menschen, die Ihnen nahestehen, Anregungen geben, wie Sie Ihre Wünsche, Wertvorstellungen und Präferenzen schriftlich festhalten. Sie sind in jedem Land der Welt – gleich ob in Manchester, München oder Madagaskar – und für alle verfügbar, die sich Gedanken über ihre letzte Lebensphase machen.

5
Der Weg zu ganzheitlichem Wohlbefinden

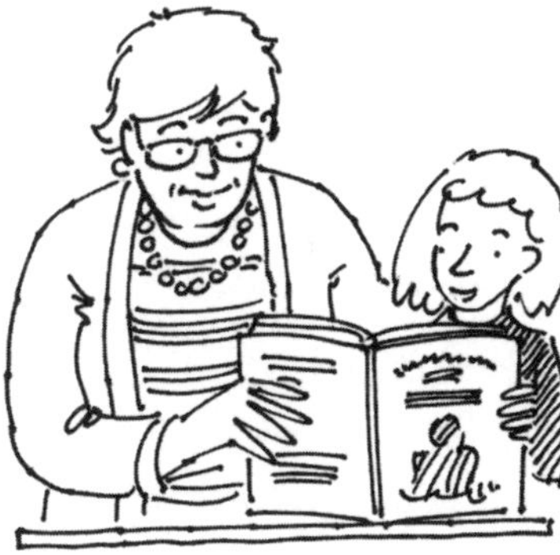

»Ich bin keine Nummer«

Menschen mit siebzig weisen wie die Angehörigen aller Altersgruppen erheblich mehr Unterschiede als Gemeinsamkeiten auf. Deshalb sollte man bei Verallgemeinerungen, auch denjenigen in diesem Buch, nicht jedes Wort auf die Goldwaage legen. Es entspricht den Tatsachen, dass gemeinsame Erfahrungen zur Entstehung einer gemeinsamen Kultur beitragen. Wir erinnern uns beispielsweise fast alle daran, wo wir uns in dem Moment aufgehalten haben, als wir von dem Attentat auf John F. Kennedy erfuhren. Aber wir führen ein Leben als Individuen und nicht als Mitglieder einer Gruppe, die sich durch Geschlechtszugehörigkeit, Rasse oder Alter definiert. Daher ist es wichtig, sich gegen den Druck zur Wehr zu setzen, solchen Stereotypen zu entsprechen. In diesem Buch finden Sie Tipps zum Thema »Herz«, »Haut« und »Lunge«. Sie sollten darauf abzielen, Probleme mit diesen und allen anderen Organen zu vermeiden, fitter zu werden und aktiv zur Verbesserung und zum Erhalt Ihres Gesundheitszustands beizutragen. Doch der Mensch ist mehr als die Summe seiner Organe und Systeme.

Unser Wohlbefinden wird heute auf staatlicher, gesundheitsdienstlicher und individueller Ebene als erstrebenswertes Ziel anerkannt, obwohl es keine generelle Übereinstimmung hinsichtlich der Bedeutung des Begriffs oder der Möglichkeiten gibt, es zu messen. Wohlbefinden ist mehr als Gesundheit, weil es Einflussfaktoren wie gute Beziehungen zu Nachbarn und Verwandten oder ein Einkommen einschließt, das ausreicht, um auch einmal Urlaub zu machen. Wohlbefinden wird gleichwohl von mehr bestimmt als vom Einkommen oder vom sozialen Umfeld. Es wurzelt auch im Inneren des Menschen. Wer starke religiöse Überzeugungen hat, befindet sich in einer glücklichen Lage, weil diese zum Gefühl des Wohlbefindens beitragen können. Die Religion ist eine Form der Spiritualität, doch es gibt noch andere Quellen. Einige Menschen sind von Haus aus spiritueller und an den tiefgründigen Fragen des Daseins interessiert, beispielsweise »Warum sind wir auf der Welt?« oder »Gibt es einen höheren Lebenszweck, als jeden Tag hinter sich zu bringen, ohne andere zu verletzen?«. Nicht alle werden von solchen Gedanken geplagt. Sie versuchen vielleicht nur, ein erfülltes Leben zu führen, zu genießen, was sie tun, und einen Beitrag zum Wohl der Gemeinschaft zu leisten. Viele Bücher befassen sich mit diesen spirituellen Fragen aus unterschiedlichen Perspektiven.

Die Bücher des US-amerikanischen Autors Deepak Chopra über das Altern werden von vielen Menschen, die seine schriftstellerische Tätigkeit bewundern und seine Worte hilfreich finden, als spirituell empfunden. Seine Empfehlungen an die ältere Generation stellen eine Kombination aus praktischen Tipps wie »Verbringen Sie Zeit mit Kindern« und Ratschlägen dar, die viele Ärzte unter dem Begriff »alternative Medizin« einordnen würden, beispielsweise: »Nehmen Sie einen Teelöffel Ashwagandha-Pulver (auch ›Schlafbeere‹ [Withania somnifera] genannt), in warmer Milch aufgelöst.« Ergänzt werden sie oft durch Übungen, die man als spirituell betrachten könnte, zum Beispiel: »Lassen Sie mithilfe der Hum-Meditationspraxis toxische Gefühle los.«

Zwei aus dem Französischen übersetzte Bücher – *Älterwerden. Eine Entdeckungsreise* von Danielle Quinodoz und *Die Kunst des Sterbens* von Marie de Hennezel – gehen auf eine andere Weise an das Thema »Spiritualität« heran, die ihren Ursprung nicht in fernöstlichen Religionen, sondern in der Psychoanalyse hat. Vielleicht ist das eine typisch französische Einstellung zum Alterungsprozess, denn es gibt kulturspezifische Unterschiede im Umgang mit Spiritualität und Altern. In manchen Ländern, beispielsweise in Großbritannien, liegt der Schwerpunkt eher im pragmatischen Bereich, wie aus Diana Athills Buch *Irgendwo ein Ende. Vom guten Leben im Alter* über das Altern und den Tod ersichtlich wird. Ihre Herangehensweise ist unsentimental und sachlich. Statt sich mit Gedanken an die Vergangenheit zu quälen, sagt sie beispielsweise: »Reuegefühle? Was für Reuegefühle? Diese Unsichtbarkeit könnte teilweise darauf zurückzuführen sein, dass der gesunde Menschenverstand Vorrang vor der Fantasie hat: Reuegefühle sind nutzlos, also sollte man sie vergessen.«

Der Ruhestand bringt für manche Menschen Probleme mit sich, weil sie sich beispielsweise über ihre berufliche Tätigkeit als Lehrer, Elektriker oder Bäcker definiert haben, mit einer klar umrissenen Aufgabenstellung, die jeder versteht. Wenn diese Aufgaben wegfallen, haben viele das Gefühl, sich auf dem »Abstellgleis« zu befinden und anzunehmen, sie müssten dem Klischee eines »alten Menschen« entsprechend langsamer werden und ein unspektakuläres Leben führen, das irgendwann in Abhängigkeit von fremder Hilfe endet. Das ist ein Trugschluss, und zwar aus zwei Gründen: Erstens sind Senioren als Gruppe weder langsam, weniger unternehmungslustig, noch von fremder Hilfe abhängig. Zweitens gibt es auf der individuellen Ebene erhebliche Unterschiede.

Sich selbst definieren oder definiert werden

»Niemand ist eine Insel, in sich ganz.«
John Donne (1572–1631)

Unsere individuelle Identität wird von anderen Menschen beeinflusst. Ihre Erwartungen, Einstellungen und Voreingenommenheiten prägen uns in stärkerem Maße, als uns lieb ist. Die Erwartungen anderer beeinflussen unser Verhalten selbst dann, wenn wir von ihnen nie diesbezügliche Ratschläge erhalten haben. Ein anschauliches Beispiel ist die Emanzipationsbewegung der Frauen im Verlauf der letzten fünfzig Jahre. Anfangs gab es noch klar definierte Vorstellungen, was als Männerberuf und was als Frauenberuf galt, und Jungen und Mädchen entsprachen diesen Erwartungen, wenn sie die Schule verließen – die Mädchen wurden Krankenschwester oder Lehrerin, die Jungen Arzt oder Ingenieur. Die Gesellschaft hat sich jedoch verändert, nicht zuletzt infolge der feministischen Bewegung, gepaart mit der allgemeinen Besorgnis über die Ungerechtigkeit gegenüber sozialen Randgruppen, die von der Teilhabe ausgeschlossen waren, beispielsweise Angehörige anderer Ethnien. Heute wird jeder Einzelne anhand seiner persönlichen Leistungen und nicht aufgrund seiner Geschlechts- oder Rassenzugehörigkeit beurteilt, aber es gab keine vergleichbare Massenbewegung, die einen Einstellungswandel gegenüber Senioren ausgelöst hätte, weder aus der Perspektive der jüngeren noch der älteren Generation. Doch inzwischen wurden zumindest einige Fortschritte erzielt, denn ein Verbot von Altersdiskriminierung ist beispielsweise in der Charta der Grundrechte der Europäischen Union enthalten. In Deutschland wurde im August 2006 das »Allgemeine Gleichbehandlungsgesetz« in Kraft gesetzt. Benachteiligungen aufgrund des Alters sind im Anwendungsbereich dieses Erlasses nicht mehr zulässig. In den USA gibt es wesentlich mehr Initiativen, in die Wege geleitet von Organisationen wie der AARP – einer Lobby, die sich explizit für die Rechte älterer Menschen einsetzt. Das könnte daran liegen, dass Ruheständler in den USA wesentlich härter und länger um ihre Rechte kämpfen mussten als ihre Entsprechungen in Ländern, in denen der Anspruch auf Altersrente für langjährig Versicherte und Gesundheitsfürsorge als Grundrecht verankert sind. Für ältere Menschen hat es nie ein goldenes Zeitalter gegeben, eine Epoche, in der sie geliebt und respektiert wurden. Reichen älteren Menschen begegnete man mit Ehrerbietung, solange sie am Hebel der Macht saßen, aber geliebt wurden sie deswegen nicht. Das Beispiel von König Lear aus der gleichnamigen Tragödie von William Shakespeare legt Zeugnis davon ab. Er klammerte sich zu lange an die Macht, und zwei seiner Kinder wandten sich gegen ihn. Im Viktorianischen Zeitalter landeten mittellose alte Menschen oft im Armenhaus, selbst dann, wenn sie geliebt wurden, weil ihre Kinder, die selbst eine große Familie hatten, ihre Eltern nicht als zusätzliche Esser durchfüttern konnten. Viele ältere Menschen sind heute finanziell unabhängig, doch das hat die Spannungen zwischen den Generationen nicht entschärft. Ganz im Gegenteil, sie sind während des letzten Jahrzehnts oft noch gewachsen, weil die Generation der »Babyboomer« – die geburtenstarken Jahrgänge zwischen 1950 und 1965 – viele Finanz- und Umweltprobleme in der heutigen Zeit verursacht hat.

Niemand hat konkrete Erwartungen, was man mit 34 oder 43 Jahren tun oder lassen sollte. Deshalb kann es hilfreich sein, sich vorzustellen, Sie würden einer Altersgruppe angehören, die nicht mit negativen Klischeevorstellungen behaftet ist. Hier einige Aussagen, die Sie überdenken und wiederholen sollten, zumindest im stillen Kämmerlein:

- Die individuellen Unterschiede zwischen mir und anderen Siebzigjährigen überwiegen die Gemeinsamkeiten.
- Ich bin nicht wirklich ein anderer Mensch als mit 34 oder 43.
- Das Leben hat mich eine Menge gelehrt.
- Ich habe anderen Menschen viel zu geben.
- Es ist mir egal, was andere über das Altern denken. Ein großer Teil ihrer Überzeugungen ist falsch.
- Ich weiß, wer ich bin – ich kenne meine Stärken und Schwächen.

Das sind nützliche Überlegungen, die Sie während Ihres täglichen Fitnesstrainings anstellen können. Formulieren Sie andere kurze Aussagen über sich selbst, Ihre einmalige Persönlichkeit, und wiederholen Sie diese immer wieder. Auf solche Weise bewahren Sie ein positives Selbstbild und beugen einer Depression vor, die das Wohlbefinden auf allen Ebenen beeinträchtigt.

Der Erhalt einer positiven Weltsicht und der Umgang mit bedrückenden Gedanken

Der Erhalt der kognitiven Funktionen – das Gehirn in Gang halten – wurde bereits im 3. Kapitel über die optimale »Wartung und Instandhaltung« des Körpers angesprochen. Doch was ist mit den Gefühlen und Empfindungen, mit dem Fühlen statt dem Denken, mit der Stimmungslage statt der Gedächtnisleistung? Unsere Gefühle werden in stärkerem Maß von unseren Beziehungen zu anderen Menschen als von Veränderungen im Gehirn beeinflusst, obwohl Veränderungen im Gehirn, beispielsweise infolge eines Schlaganfalls, durchaus Auswirkungen auf der emotionalen Ebene haben.

Die Auswirkungen des Alterungsprozesses

Die Depression ist eine emotionale Herausforderung, der sich viele Menschen mit siebzig und darüber hinaus gegenübersehen. Oft heißt es, alt werden sei »deprimierend«, doch damit wird stillschweigend angedeutet, dass es schlussendlich besser ist als die Alternative: Der Gedanke, vor dem siebzigsten Lebensjahr zu sterben, hat wenig Tröstliches. Einige Leute benötigen Medikamente gegen die Depressionen, die äußerst wirksam sein können, während für andere die Lösung darin besteht, einfach nur umzudenken – für körperliche Bewegung zu sorgen und sich in stärkerem Maße auf andere

Menschen einzulassen. Hier geht es nicht um Fälle, in denen der Standardspruch »Jetzt reiß dich mal zusammen« ausreicht. Wir sollten zur Kenntnis nehmen, dass depressive Gedanken ein weitverbreitetes und manchmal schwerwiegendes Problem sind, dass Menschen mit siebzig oder achtzig oft gute Gründe haben, niedergeschlagen zu sein, und dass es wirksame Mittel und Möglichkeiten gibt, einer »Altersdepression« vorzubeugen und die Symptome zu mildern.

Der erste Schritt besteht darin, Aufschluss über die Ursachen der Depression zu gewinnen, und die kommen in der älteren Generation häufiger vor. Menschen jeder Altersgruppe können Depressionen entwickeln: durch medizinische Probleme, durch den Verlust der Mobilität oder Armut. Diese drei Gründe häufen sich mit zunehmendem Alter, deshalb sollten sich die Hilfsmaßnahmen für Menschen mit Depressionen nicht auf die Behandlung der psychischen Störung beschränken, sondern eine wirksame Behandlung der medizinischen Probleme einbeziehen. Eine Hüftgelenkersatz-OP ist beispielsweise wesentlich effektiver als die Verordnung von Antidepressiva bei Menschen, die ans Haus gefesselt sind, sich einsam fühlen und aufgrund der Schmerzen, die mit der Hüftarthrose einhergehen, unter massiven Schlafstörungen leiden.

Natürlich ist Einsamkeit nicht nur der Isolation infolge einer Erkrankung geschuldet, die eine aktive Teilhabe an sozialen Aktivitäten behindert. Für einige beginnt sie mit dem Verlust eines Partners oder, besonders schlimm, eines Kindes, wobei die verheerenden Auswirkungen des Trauerprozesses von denjenigen, die sie nicht aus eigener Anschauung kennen, noch immer unterschätzt werden. Hier kann eine professionelle Trauerbegleitung Unterstützung bieten. Informationen finden Sie beispielsweise unter http://bv-trauerbegleitung.de oder http://www.trauer-hilfe.de.

Das Problem der Armut lässt sich nur schwer lösen, denn es wurzelt in Ungleichheiten, die in fast jeder Gesellschaft verankert und unausrottbar sind. Ständig rät man den Menschen, die berufstätig sind, noch einige Jahre länger zu arbeiten, um ihre Rente aufzubessern, doch das ist ein geringer Trost für diejenigen, die bereits im Ruhestand sind oder ab einem bestimmten Alter keinen Arbeitsplatz mehr finden.

Es gibt jedoch noch andere Ursachen für eine Depression, die nichts mit Krankheiten oder Armut zu tun haben. Sie sind mit den drei Lebensphasen verbunden – Ihrer gegenwärtigen Position, Ihren Erfahrungen in der Vergangenheit und Ihren Zukunftsängsten. Sie sind für Siebzigjährige gravierender als für Zwanzigjährige.

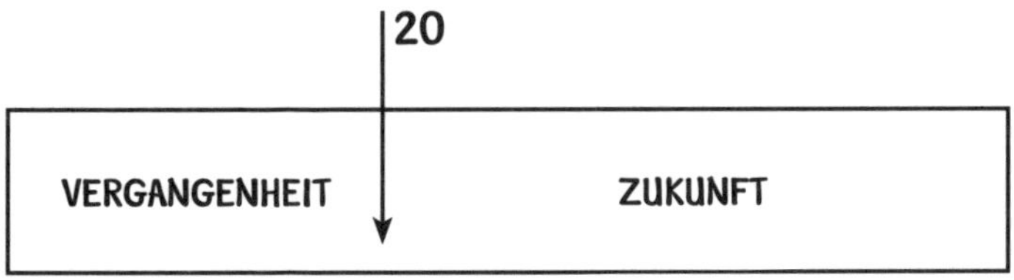

In einem Land der sogenannten Ersten Welt haben Zwanzigjährige im Durchschnitt nur wenige schwerwiegende, niederschmetternde Erfahrungen gemacht. Viele haben beispielsweise nie an einer Beisetzung teilgenommen. Mit zwanzig ist die Zukunft noch weitreichend und voller Chancen, und falls belastende Ereignisse eintreten, sind ihre Auswirkungen kurzlebig. Siebzigjährige befinden sich da in einer völlig anderen Situation.

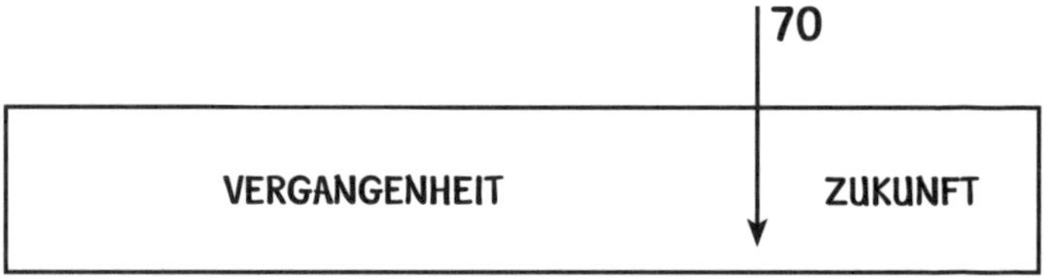

Erstens haben viele Menschen mit siebzig und darüber hinaus mindestens ein langfristiges Gesundheitsproblem. Manche sind schmerzfrei, während sich bei anderen quälende Symptome bemerkbar machen. Infolgedessen ist es ganz natürlich, sich niedergeschlagen zu fühlen, wenn man eine Krankheit entwickelt, die gewöhnlich mit dem Alter in Verbindung gebracht wird, auch wenn sich die meisten Leute anpassen und damit umzugehen lernen. Zweitens umfasst die Vergangenheit für Siebzigjährige einen wesentlich längeren Zeitraum, der oft mit einer Reihe belastender Erfahrungen befrachtet ist, Dinge, die im Leben schiefgelaufen sind, Fehler, die man bereut, und der Tod von Freunden, den man verkraften muss, um nur drei Beispiele zu nennen. Und drittens ist die Zukunft nun erheblich kürzer geworden und der Tod ein Teil des Weges, der vor ihnen liegt. Für viele ist die Angst vor dem Sterben eine der Hauptursachen von Ängsten und Depressionen.

Und schließlich schlägt noch das weitverbreitete negative Bild zu Buche, das sich die jüngere Generation, die in den Medien eine dominierende Stellung einnimmt, von älteren Menschen macht. Allen voran schiebt das Fernsehen Moderatoren und Nachrichtensprecher ab, wenn sie in die Jahre gekommen sind, vor allem Frauen; damit untermauern sie das Klischee, dass ältere Menschen weniger attraktiv und überzeugend sind.

Was Sie tun können, um bedrückende Gedanken im Zaum zu halten

Sie haben zwei Möglichkeiten. Erstens können Sie Maßnahmen ergreifen, die nicht in direkter Verbindung zu Ihren Gedanken und Gefühlen stehen, aber nachweislich dazu beitragen, Depressionen zu bekämpfen. Sie können

- aktiver werden und Ihre körperliche Fitness verbessern,
- etwas Neues lernen und
- sich in stärkerem Maße auf Menschen einlassen, vor allem Ihr eigenes Potenzial ausschöpfen, um anderen zu helfen.

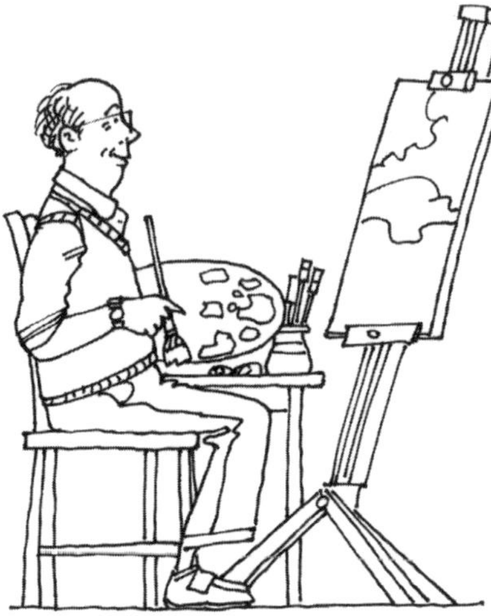

Die zweite Möglichkeit wäre, das Problem unmittelbar und gezielt in Angriff zu nehmen, indem Sie Ihre Denkweise verändern. Der wichtigste Schritt besteht darin, weniger Zeit damit zu verbringen, in der Vergangenheit hängen zu bleiben und alles Mögliche zu bereuen oder sich um die Zukunft zu sorgen. Wenn Sie, wie empfohlen, aktiver werden, nehmen auch die neuen Erfahrungen in Ihren Gedanken mehr Raum ein. Heute wird im Gesundheitswesen aber vor allem zunehmend auf eine Technik hingewiesen, mit der Sie die Konzentration auf die Gegenwart fördern können: *Achtsamkeitsübungen.*

Achtsamkeit bedeutet, die Aufmerksamkeit verstärkt auf den gegenwärtigen Augenblick zu richten. Ärzte empfehlen ihren depressiven Patienten, Achtsamkeitskurse zu belegen oder andere kognitive oder psychologische Therapieformen in Anspruch zu nehmen, statt ihnen Medikamente zu verschreiben. Ein Vorteil der

Achtsamkeitsübungen ist, dass sie zu Hause durchgeführt werden können, ohne Betreuung durch einen Psychologen, beispielsweise mithilfe einer Audio-CD oder eines Videos auf YouTube, die genaue Anleitungen enthalten. Für einige Anfänger könnte es besser sein, an einem Achtsamkeitstraining in der Gruppe teilzunehmen. Halten Sie nach regionalen Angeboten Ausschau, beispielsweise von der Volkshochschule (VHS).

Eine Achtsamkeitsübung

- Setzen Sie sich bequem hin, am besten auf einen Stuhl mit gerader Lehne, nicht auf ein Sofa.
- Richten Sie Ihre Aufmerksamkeit auf das Gewicht Ihrer Füße auf dem Boden.
- Lauschen Sie Ihrem Atem.
- Richten Sie den Blick und die Aufmerksamkeit auf etwas Unbewegtes, beispielsweise auf die Aussicht vor Ihrem Fenster oder auf ein Bild an der Wand.
- Richten Sie die Aufmerksamkeit auf Ihren Atem. Sagen Sie zehnmal lautlos: »Einatmen – ausatmen.«
- Bleiben Sie 10 Minuten in dieser aufrechten Position sitzen. Nehmen Sie dabei bewusst Ihren Körper und Ihre Umgebung wahr.
- Wenn Ihnen bedrückende Gedanken durch den Kopf gehen, stellen Sie sich bildlich vor, dass Sie diese auslagern und wie ein Werbeplakat in Großformat betrachten.
- Wiederholen Sie die Atemübung.

Das klingt einfach, aber Forschungsergebnisse und Erfahrungsberichte belegen, dass sich Achtsamkeitsübungen positiv auswirken. Weitere Informationen finden Sie beispielsweise unter https://dfme-achtsamkeit.de/was-ist-achtsamkeit-wirkung.

Wenn möglich, probieren Sie auch Pilates, Tai Chi, Yoga oder die Alexander-Technik aus, entweder nach Anleitungen aus dem Internet oder besser noch in einer Gruppe. Bitten Sie um eine Probestunde, um herauszufinden, was Ihnen am meisten zusagt. Alle sind empfehlenswert, weil sie die Beweglichkeit erhalten und verbessern. Inzwischen wurde auch nachgewiesen, dass sie nicht nur dem Körper, sondern ebenso dem Geist zugutekommen. Regelmäßiger Sport macht das Gehirn nicht nur fit, sondern vergrößert sogar seinen Umfang, wobei die oben genannten Aktivitäten besonders wirkungsvoll sind, nicht zuletzt wegen ihrer spirituellen Dimension

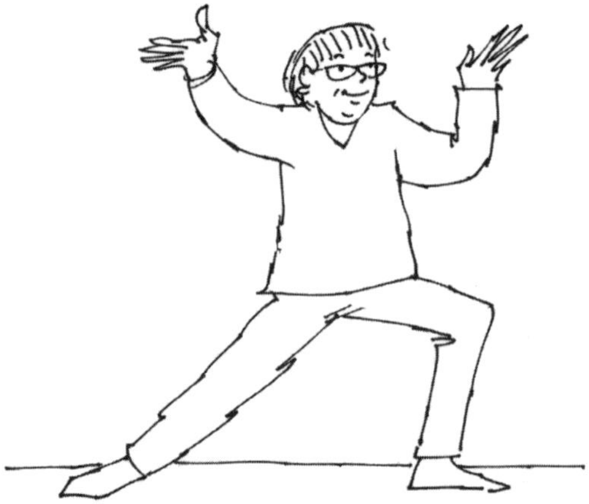

und Herangehensweise, die viele Menschen als hilfreich empfinden. In gewisser Hinsicht haben sie Ähnlichkeit mit dem Achtsamkeitstraining, nur dass sie zusätzlich noch die Dehnübungen enthalten, die in diesem Buch als Teil Ihres täglichen Fitnessprogramms empfohlen wurden.

Depressionen sind weit verbreitet. Suizide kommen zum Glück weitaus seltener vor, aber man darf Andeutungen in dieser Richtung niemals ignorieren. Wenn jemand mit dem Gedanken spielt, sich das Leben zu nehmen, sollte er unverzüglich ärztliche Hilfe in Anspruch nehmen. Depressionen mögen weit verbreitet sein, aber sie sind keine unvermeidliche Folge des Alterns: Studien belegen, dass ältere Menschen, die sich nicht Herausforderungen wie Krankheit oder Armut gegenübersehen, oftmals zufriedener mit ihrem Leben sind als Dreißig- und Vierzigjährige.

Lebensqualität

Gesundheit ist erheblich mehr als die Abwesenheit von Krankheit. Die Weltgesundheitsorganisation WHO hat Gesundheit als »ganzheitliches Wohlbefinden auf der physischen, sozialen und mentalen Ebene« definiert, ein Zustand, den nur wenige erreichen! Das Konzept des Wohlbefindens oder Wohlergehens ist wichtig, aber nicht unbedingt an eine gute Gesundheit gebunden, denn viele Menschen, die unter langfristigen Krankheiten leiden, haben trotzdem das Gefühl, mit sich selbst und der Welt im Reinen zu sein. Andererseits gibt es etliche, denen es nicht an Gesundheit, wohl aber am Zustand des Wohlbefindens und der inneren Zufriedenheit mangelt.

Wohlbefinden ist eine Geisteshaltung. Manche Menschen scheinen Rückschläge und Tragödien besser zu verkraften als andere. Das bezeichnet man als »Resilienz«, die vermutlich schon in frühester Kindheit entsteht. Dennoch ist es möglich, diese innere Widerstandskraft jederzeit zu stärken, beispielsweise durch Achtsamkeitsübungen in der Gruppe. Es ist gut, die Probleme und Herausforderungen, die Sie bereits bewältigt haben, jeden Tag noch einmal Revue passieren zu lassen.

Betrachten Sie nicht nur Ihren runden, sondern auch die folgenden Geburtstage nicht wie irgendeinen x-beliebigen Geburtstag. Sie sollten Anlass zum Feiern sein, aber auch an die Notwendigkeit erinnern, Rückschau zu halten, nachzudenken, zu lernen, zu entscheiden und zu handeln, um ein erfülltes und bereicherndes Leben zu führen. Denken ist wichtig, aber Handeln ist unverzichtbar. Einige der Aktivitäten, die in diesem Buch vorgeschlagen wurden, sind auf die physische Ebene ausgerichtet. Sie dienen natürlich dazu, körperlich fitter zu werden, und ermöglichen Ihnen darüber hinaus, die daraus hervorgehenden psychischen Vorteile zu genießen. Andere Aktivitäten konzentrieren sich auf die mentale Ebene, um nicht nur die Funktionsweise Ihres

Gehirns herauszufordern und zu verbessern, indem Sie beispielsweise etwas Neues lernen, sondern um auch Ihre innere Widerstandskraft zu fördern und Sie zu befähigen, bedrückende und negative Gedanken über die Vergangenheit oder die Zukunft auf ein Mindestmaß zu beschränken und gleichzeitig die Gegenwart in höherem Maß wertzuschätzen.

Wichtig sind vor allem die sozialen Aktivitäten, denen Sie sich zuwenden sollten. Der Ruhestand ist für viele eine Erleichterung, vor allem für diejenigen, die einer unbefriedigenden oder belastenden Tätigkeit nachgegangen sind. Doch manchmal fällt es trotzdem schwer, sich auf die neuen Lebensumstände einzustellen. Für Ruheständler, die einen Beruf ausgeübt haben, der ihnen Spaß gemacht hat – weil sie ihre Fähigkeiten und Erfahrungen einbringen konnten und Anerkennung sowie positive Rückmeldungen von den Menschen erhielten, denen sie gute Dienste geleistet haben –, kann der Eintritt ins Rentenalter ein harter Schlag sein. Eine gute Vorbereitung auf den Ruhestand, die heute in vielen Firmen in Form von Altersteilzeit angeboten wird, kann die negativen Auswirkungen mildern, doch am besten betrachtet man ihn als eine weitere Veränderung im Arbeitsleben, wenngleich eine, die das Einkommen teilweise erheblich reduziert. Sie schlagen ein neues Kapitel in Ihrem Leben auf, und einen Teil Ihrer Zeit sollten Sie nun darauf verwenden, Aktivitäten nachzugehen, die Sie schon immer ausüben wollten, für die Sie aber nie Zeit hatten, als Sie noch berufstätig waren.

Dass zum Beispiel soziales Engagement – die Arbeit mit Menschen zum Wohl anderer Menschen – für alle Beteiligten enorme Vorteile hat, wurde bereits erwähnt.

Ähnlich wie bei den Tipps zur Verbesserung des Gedächtnisses und Denkvermögens weisen Forschungsergebnisse darauf hin, dass gute zwischenmenschliche Beziehungen die intellektuelle Kompetenz erhalten und fördern. Wie der Prozess im Einzelnen abläuft, ist bekanntlich noch nicht geklärt, aber er lässt sich möglicherweise auf das Bedürfnis zurückführen, sowohl den eigenen Standpunkt darzulegen und zu verteidigen, als auch die Gedanken zu ordnen. Es könnte auch sein, dass der Austausch mit anderen Menschen den Geist anregt und die daraus resultierende erhöhte Motivation und geistig-seelische Verfassung die Denkweise und die Gefühlslage verbessern. Hier einige Vorschläge, wie Sie sich engagieren können:

- Arbeiten Sie ehrenamtlich in einem sozialen Bereich, der Ihnen wichtig ist, indem Sie beispielsweise anderen Menschen helfen, die nicht so viel Glück im Leben hatten wie Sie, oder schließen Sie sich einer Umweltschutzinitiative an. Informationen finden Sie im Internet unter https://www.buergergesellschaft.de/mitgestalten/tipps-fuer-engagierte-organisationen/tipps-fuer-engagierte oder unter http://www.portal-fuer-senioren.com/freizeit-und-reisen/ehrenamt. Es gibt viele Möglichkeiten, ehrenamtlich tätig zu werden, zum Beispiel bei der Nachbarschaftshilfe, bei

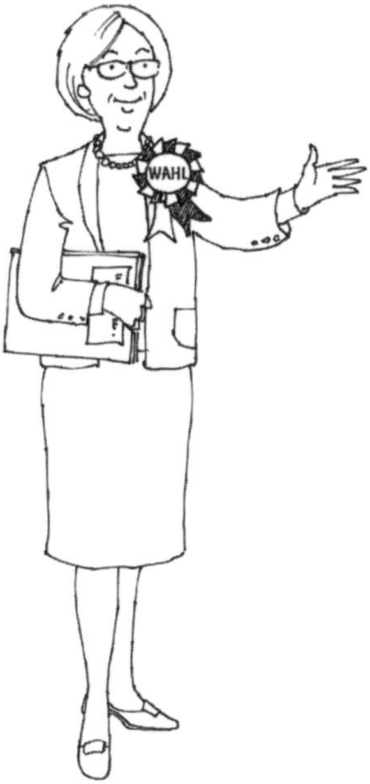

Wohlfahrtsverbänden oder Pflegediensten. Trauen Sie sich, dort vorstellig zu werden. Man wird dankbar für Ihr Engagement sein.

- Verbringen Sie mehr Zeit damit, Ihren Kindern und Enkelkindern zu helfen. Falls diese weit entfernt wohnen, bieten Sie Ihre Dienste als Ersatzoma oder -opa einer Familie an, die keine Großeltern in der Nähe hat, auf die sie zurückgreifen kann. Fast alle Schulen brauchen Ehrenamtliche, die eine Mittagsbetreuung oder Nachhilfestunden in Fächern wie Lesen und Rechnen übernehmen. Und die Lebenserfahrung, die Senioren beisteuern können, ist von unschätzbarem Wert.
- Nehmen Sie eine bezahlte Arbeit an, vor allem in Bereichen, die bei der jüngeren Generation wenig Anklang finden. Informationen über Tätigkeiten, die auch Senioren offenstehen, finden Sie beispielsweise unter https://www.gfi-ggmbh.de/rootgfi/senioren/senioren/senioren.rsys.
- Gründen Sie Ihre eigene Firma.
- Treten Sie in die Politik ein: Kandidieren Sie für ein Amt in Ihrer Gemeinde.

Neuere Studien, die ein wesentlich positiveres Bild vermitteln

Das negative Bild, das älteren Menschen anhaftet und ihrem Wohlbefinden schadet, wenn sie sich diese Klischeevorstellungen zu sehr zu Herzen nehmen, leitet sich wie erwähnt aus den Ergebnissen von schlecht angelegten Studien ab – darin wurden Probanden, die siebzig oder achtzig Jahre alt waren, mit Zwanzigjährigen verglichen. Ein solcher Vergleich ist unlauter, weil in puncto Ernährung und Gesundheitswesen Fortschritte erzielt wurden, die eine erhebliche Verbesserung der heutigen Lebensumstände bewirkt haben. Wenn sich die Forschung stattdessen auf den Lebenslauf eines Menschen konzentriert, ist die altersbedingte Funktionsabbau- und Verlustrate heute wesentlich geringer als früher, und viele Fähigkeiten haben sich bei den Angehörigen der älteren Generation sogar noch verbessert. Belege dafür liefern zahlreiche wissenschaftliche Zeitschriften. Informationen finden Sie beispielsweise unter https://www.dza.de/bibliothek/zeitschriftenliste.html; und unter http://www.senioren-ratgeber.de/gesund-altern können Sie einen Newsletter zum Thema »Gesund altern« bestellen, der Sie regelmäßig auf dem Laufenden hält.

Zum Glück schreiben Wissenschaftler heute mehr für die breite Öffentlichkeit, etwa der Neuropsychologe André Aleman, Professor an der Universität Groningen, der relevante Forschungsprojekte in seinem Buch

Wenn das Gehirn älter wird spannend und allgemein verständlich präsentiert. Hier einige der positiven Schlüsselthemen des Buches, die auf fundierten wissenschaftlichen Studien basieren und mit größter Klarheit erläutert werden, eine ungewöhnliche Kombination:

- Ältere Menschen können besser mit Emotionen und Stress umgehen und sind besser befähigt, komplexe Entscheidungen zu treffen.
- Einige kognitive Fähigkeiten werden durch das Alter nicht beeinträchtigt oder sogar noch gefördert, beispielsweise das Allgemeinwissen und der Wortschatz.
- Ältere Menschen sind gefestigter und haben ihre Gefühle besser im Griff.
- Ältere Menschen sind meistens hilfsbereiter als Zwanzigjährige.
- Weisheit könnte man als das Wissen um die Schlüsselthemen des Lebens und die Fähigkeit definieren, in unsicheren Situationen ausgewogene Entscheidungen zu treffen. Wir werden weise dank der Erosion unserer mentalen Fähigkeiten – das alternde Gehirn arbeitet langsamer, und unsere Reaktionen sind daher durchdachter.

Eine bahnbrechende Studie zum Thema »Altern in Europa« gelangte zu der Schlussfolgerung, dass »ein fortlaufendes Engagement im Bereich physischer und sozialer Aktivitäten« wichtig sei, und empfahl, dass es »für den alternden Teil der Bevölkerung zur Regel werden

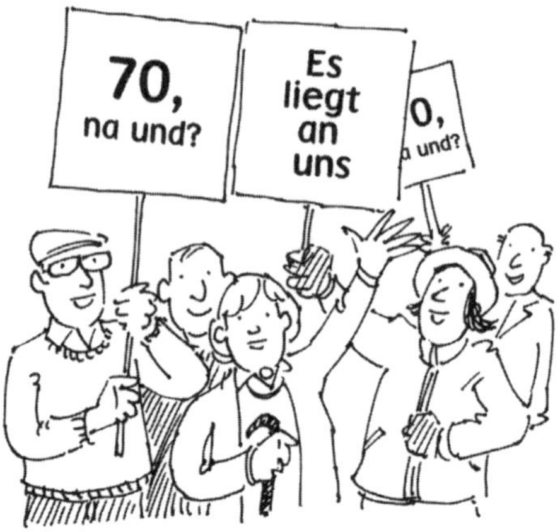

sollte, sich aktiv in das Leben und in die Gesellschaft einzubinden«. Alle Senioren haben der Gesellschaft etwas zu geben. Diese Gaben leiten sich aus den Jahrzehnten ihres Lebens her, aus den Erfolgen und, oft noch erhellender, aus Fehlern und Fehlschlägen! Sich sozial zu engagieren gehört zu den besten Möglichkeiten, gleichzeitig etwas für sich selbst zu tun! Sie sind siebzig, na und? Zerbrechen Sie sich nicht den Kopf über Ihr Alter, sondern gehen Sie es lustvoll an!

Ihr Wohlfühlprogramm

»Wohlbefinden« ist ein schwieriger Begriff. Wie bei vielem lässt sich leichter erkennen als definieren, was genau sich dahinter verbirgt, da gesund sein mehr ist als die Abwesenheit von Krankheit und Wohlbefinden mehr umfasst als Gesundheit. Wohlbefinden ist auch bei Wirtschaftswissenschaftlern ein heiß diskutiertes Thema, und viele von ihnen würden erklä-

ren, dass es mehr umfasst als das reine Glücksempfinden, weil es auch praktische Einflussfaktoren in Betracht zieht, beispielsweise das soziale Umfeld, in dem Sie leben, und Ihr Einkommen. Es ist schwer, sich rundum wohlzufühlen, wenn man ständig Angst haben muss, in die Schuldenfalle zu geraten.
Fassen wir also einmal die Schritte zusammen, die der Verbesserung des ganzheitlichen Wohlbefindens dienen:

Fitter werden

Zu den größten Pluspunkten des empfohlenen Fitnessprogramms zählen nicht nur der Aufbau von Muskelkraft oder Ausdauer, sondern auch die Vorteile auf der psychischen Ebene, die zusammengenommen für ein besseres Lebensgefühl sorgen.

Achtsam sein, die Aufmerksamkeit auf das Hier und Jetzt richten

Achtsamkeit ist eine Entspannungstechnik, die Ihnen hilft, sich weniger Sorgen um die Zukunft zu machen und die Vergangenheit ohne Reue zu betrachten. Sie ist auch dann wirksam, wenn Sie jeden Tag nur 10 Minuten dafür aufbringen können. Achtsamkeitsübungen lassen sich sowohl im Sitzen als auch im Gehen durchführen. Eine Anleitung für Einsteiger finden Sie in diesem Kapitel unter der Überschrift »Der Erhalt einer positiven Weltsicht und der Umgang mit bedrückenden Gedanken«.

Sich bewusst machen, wofür Sie dankbar sein können

Im Abschnitt über einen »guten Tod« sind Empfehlungen für Menschen enthalten, die an einer schwerwiegenden oder tödlichen Krankheit leiden. Zu diesen Empfehlungen gehört auch, sich auf die positiven Erinnerungen und Beziehungen zu fokussieren. Das gilt gleichwohl für jeden von uns. Richten Sie Ihre Aufmerksamkeit mindestens einmal oder zweimal am Tag auf das, was in Ihrem Leben erfreulich ist, ungeachtet dessen, wie schlimm der Tag auch war. In dem Song »Always Look on the Bright Side of Life« der britischen Komikergruppe Monty Python heißt es, wenn das Leben ziemlich mies aussieht, hast du immer etwas vergessen.

Einen Beitrag zum Wohl der Gemeinschaft leisten

Für viele ist die praktische Hilfe, die sie ihren Kindern und Enkeln angedeihen lassen, eine wichtige Quelle des Wohlbefindens; doch infolge der zunehmenden Mobilität der Bevölkerung wohnen diese oft weit entfernt. Vielleicht befinden sich in Ihrer Nähe Kinder, die keine verfügbaren Großeltern haben und Unterstützung welcher Art auch immer gebrauchen könnten. Das ist nur eine Chance von vielen, einen aktiven Beitrag zum Wohl anderer zu leisten. Am entgegengesetzten Ende der Altersskala finden Sie vermutlich Senioren in Ihrer Umgebung, die älter und gebrechlicher sind als Sie. Auch in diesem Bereich können Sie sich sozial engagieren, und wenn es nur darum geht, jemanden mit Ihrem Auto von A nach B zu fahren. Schulen und Wohltätigkeitsverbände in Ihrem Umkreis, die sich der Unterstützung älterer Menschen widmen, sind für ehrenamtliche Mitarbeiter mit Erfahrung ebenfalls dankbar.

Das Buch *Das egoistische Gen* des britischen Evolutionsbiologen Richard Dawkins hat weltweit für Aufmerksamkeit gesorgt. Der angeborene Überlebenstrieb ist von zentraler Bedeutung. Zu den erfolgreichsten Spezies der Welt gehört die Ameise, die Zeugnis davon abzulegen scheint, dass es auch ein altruistisches Gen gibt: Ameisen helfen einander, um den Erhalt der Art zu gewährleisten. Menschliches Wohlergehen ist schlussendlich auf die Bereitschaft zurückzuführen, anderen zu helfen und uns dadurch selbst zu helfen.

Menschen mit siebzig und darüber hinaus sollten sich, genau wie unsere Gesellschaft schlechthin, bewusst machen, dass jeder einen Beitrag zum Wohl der Gemeinschaft zu leisten vermag. Die Fähigkeiten und Lebenserfahrungen, über die ältere Mitbürger verfügen, können zu einer besseren Bewältigung der Herausforderungen führen, denen wir uns alle im nächsten Jahrzehnt gegenübersehen.

Dank

Ich möchte mich bei folgenden Personen bedanken, die einen wichtigen Beitrag zur Entstehung dieses Buches geleistet haben. Der Inhalt wurde von medizinischen Experten überprüft, doch die Verantwortung liegt ausschließlich bei mir. Zu denjenigen, die mir mit ihrer Erfahrung zur Seite standen, gehören Simon Costain, Guy Duckworth, Diane Stevens, Sally Hope, Claire Parker, Bernard Prendergast und Howard Williams.

Dem Verlagsteam, bestehend aus Jackie Rosenthal, John Churchill, Sarah Cole und Charlotte Croft, gelang es, aus den Textfragmenten, die der Autor produzierte, ein abgerundetes und zusammenhängendes Werk zu schaffen.

Rosemary Lees und Sarah Moore haben mich wie immer hervorragend unterstützt, und der große Zauberer David Mostyn war mit seiner Weisheit niemals am Ende, wenn es galt, vage Ideen mit atemberaubender Geschwindigkeit in brillante Illustrationen zu verwandeln.

Literaturhinweise

André Aleman

Wenn das Gehirn älter wird.
Was uns ängstigt. Was wir wissen.
Was wir tun können
(München 2016)

André Aleman ist Professor für Neuropsychologie an der holländischen Universität Groningen. Im Wesentlichen ein wissenschaftlich fundiertes Sachbuch, stellt Alemans Forschungsarbeit eine hervorragende Lektüre nicht nur für angehende Mediziner, sondern auch für die breite Öffentlichkeit dar. Seine Erkenntnisse sind ungemein ermutigend und widerlegen viele der landläufigen Ansichten über den intellektuellen Abbau im Alter. Ausschließlich auf wissenschaftliche Evidenz gestützt, erklärt er, dass eine positive Einstellung zum Alterungsprozess größere Auswirkungen auf das ganzheitliche Wohlbefinden hat als physische Gesundheit, Rauchen oder Fettleibigkeit. Aleman erinnert uns daran, dass Schnelligkeit nicht alles und Altersweisheit auf die Tatsache zurückzuführen ist, dass wir keine voreiligen Schlussfolgerungen ziehen. Er weist außerdem auf die Bedeutung regelmäßiger sportlicher Aktivitäten hin, beispielsweise Tai Chi, die physische, psychische und soziale Aspekte des Altwerdens auf einen Nenner bringen.

Er schließt mit der Beobachtung, dass Spiritualität, Religion und Achtsamkeit nachweislich einen positiven Einfluss auf die mentale Gesundheit haben.

Diana Athill

Irgendwo ein Ende.
Vom guten Leben im Alter
(Berlin 2010)

Mit 89 Jahren hat Diana Athill eine Erzählung über das Altwerden verfasst. In ihren Memoiren finden sich zahllose Beschreibungen der Vorteile, die sie im Verlauf des Alterungsprozesses entdeckt hat, aber auch eine ehrliche Auflistung der damit einhergehenden Probleme. Die Autorin zeichnet sich durch eine gelassene, unerschütterliche und unsentimentale Herangehensweise an das Leben aus, die man als »typisch britische Eigenschaften« bezeichnen könnte.

In der Rückschau auf ihren Lebensweg schildert sie eine von Bedauern geprägte Landschaft, die gespickt ist mit eigenen Mängeln, Versäumnissen und unzähligen Situationen, in denen man den eigenen Idealen und den Maßstäben anderer, besserer Menschen nicht gerecht geworden ist. Doch sie gelangt zu der tröstlichen Schlussfolgerung, dass dieses Bedauern in den Hintergrund rückt, weil der gesunde Menschenverstand letztlich über die Vorstellungskraft siegt und Bedauern nutzlos ist, da man die Vergangenheit nicht mehr ändern kann und sie ein für alle Mal begraben sollte.

Deepak Chopra

Jung bleiben, ein Leben lang. Vitalität und Klarheit bis ins hohe Alter (Burgrain 2011)

Dr. Deepak Chopra ist Gründer des Chopra Centre for Wellbeing in Carlsbad, Kalifornien, und Autor zahlreicher Bücher wie *Die natürliche Verdauung*, *Jung bleiben – ein Leben lang* oder *Golf for Enlightenment.*

Zweifellos wurde Chopra in hohem Maße von östlichen Religionen beeinflusst, und das Buch spiegelt in vieler Hinsicht die Sechzigerjahre in Kalifornien mit ihrer neuen Denkweise über das Leben und die menschliche Existenz wider. Es gibt jedoch auch praxisbezogene Aussagen und Empfehlungen in diesem Ratgeber. Es enthält nützliche Listen, unter anderem mit zehn persönlichen Leitsätzen, die wir verinnerlichen sollten, zum Beispiel, dass wir kein Opfer von Alterungsprozessen, Krankheit und Tod sind, sondern dass diese lediglich zu den Requisiten auf der Bühne des Lebens gehören. Darüber hinaus bietet es eine Fülle praktischer Informationen, etwa über Langlebigkeit und Gewicht oder Langlebigkeit und körperliche Bewegung. Es stellt eine anregende Kombination aus spirituellen Aussagen dar, dass man beispielsweise mit einer halben Stunde Tanzen die gleiche Kalorienmenge verbrennt wie mit 20 Minuten Tennisspielen oder 25 Minuten Rasenmähen.

Die Kernbotschaft des Buches lautet, dass das Leben ein schöpferisches Vorhaben darstellt, mit unterschiedlichen Kreativ- und Kompetenzebenen. Deshalb ist es wichtig, ein ganzheitliches Konzept als Arbeitsgrundlage zu entwickeln. Da es der Gesellschaft jedoch an einer Vision vom Ende des Lebens mangelt, wie der namhafte Psychiater Erik Erikson beklagt, fehlt auch ein überzeugendes Konzept des gesamten Lebens. Es gibt jedoch ein neues Paradigma, erklärt Chopra, das ein solches Konzept bietet, in dem Körper, Geist und Seele zu einer Einheit verwoben sind. Das Alter sollte eine Zeit sein, in der das Leben ganzheitlich wird. Der Kreis schließt sich, und der Lebenszweck ist erfüllt. Das Leben aktiv und eigenverantwortlich zu gestalten ist daher nicht nur eine Strategie, die dazu beiträgt, ein hohes Alter zu erreichen, sondern ein Weg zu persönlicher Freiheit.

Atul Gawande

Sterblich sein.
Was am Ende wirklich zählt
(Frankfurt 2017)

Atul Gawande ist Chirurg und Autor hervorragender Sachbücher über Medizin und das Gesundheitswesen. Er beschäftigt sich vor allem mit der Frage, wie man die klinische Praxis besser gestalten und die Risiken senken kann. In seinem Buch spricht er ein Thema an, das in zunehmendem Maß Besorgnis hervorruft: die medizinische Überversorgung. In einem Zeitalter, in dem jedes Land mit dem Druck konfrontiert wird, mehr Ressourcen in das Gesundheitssystem zu investieren, ist eine Parallelbewegung entstanden, die darauf abzielt, Überbehandlung und Überdiagnose abzubauen. Letztere lassen sich auf verschiedene Faktoren zurückführen, angefangen bei der fortwährenden Entwicklung neuer Untersuchungsmethoden bis hin zur wachsenden Bandbreite diagnostischer Technologien in den Labors und Klinikabteilungen, in denen bildgebende Verfahren durchgeführt werden. Dazu trägt auch das Bestreben der Ärzte bei, Krankheiten so früh wie möglich zu erkennen und in Angriff zu nehmen, indem sie immer neue medizinische Vorstufen festlegen, beispielsweise Prädiabetes – ein Stadium, in dem die Zuckerwerte im Blut erhöht sind, aber noch kein Diabetes vorliegt. Dieses Bestreben, gepaart mit den löblichsten Absichten, führt im Anschluss zu einer medizinischen Überversorgung, insbesondere gegen Ende des Lebens. Atul Gawandes klinische Erfahrungen bilden in Kombination mit der Schilderung der tödlichen Krankheit seines Vaters den zentralen Kern seines faszinierenden Buches.

Gawande erklärt hier, dass Sterblichkeit den Kampf impliziert, die Einschränkungen der menschlichen Biologie zu bewältigen, die Grenzen, die uns Gene und Zellen, Fleisch und Knochen setzen. Die medizinische Wissenschaft hat uns die beachtliche Macht verliehen, an jene Grenzen vorzustoßen. Diese Macht war ausschlaggebend für Gawandes Entscheidung, Arzt zu werden. Aber er wurde auch stets aufs Neue mit den Schäden konfrontiert, die Mediziner anrichten, wenn sie ignorieren, dass diese Macht begrenzt ist und immer sein wird.

Virginia Ironside

Nein! Ich geh nicht zum Seniorentreff! (München 2013)

Virginia Ironside ist eine bekannte »Kummerkastentante« in Großbritannien. Sie schreibt herzerfrischend und reagiert unverblümt auf alle Fragen. Die Idee zu diesem ebenso kurzweiligen wie informativen Buch entstand an ihrem sechzigsten Geburtstag. Sie spricht darin wichtige Themen wie Gedächtnis, Selbstvertrauen, Tod, Sex und Weisheit im Alter an. In den prosaischen Dialogen verbergen sich zahlreiche praktische Tipps.

Unmittelbar vor ihrem sechzigsten Geburtstag stellte Virginia Ironside fest, dass die Gehirnwäsche Wirkung zu zeigen begann und »alt« zu werden ein grauenvoller Gedanke war, den es um jeden Preis zu vermeiden galt. Erst als der Tag kam, wurde ihr bewusst, dass man Alter nicht leugnen, verschweigen oder entschuldigen, sondern dass man es feiern sollte.

Danielle Quinodoz

Älterwerden.
Eine Entdeckungsreise
(Gießen 2010)

Dieses Buch wurde von einer Psychoanalytikerin geschrieben. Danielle Quinodoz stammt aus der französischen Schweiz und identifiziert sich kulturell wahrscheinlich in stärkerem Maß mit der Schweiz als mit Deutschland. Aus einer psychoanalytischen Perspektive gleicht das Älterwerden einer Selbstentdeckungsreise. Die Autorin denkt über die Probleme nach, mit denen sich Psychoanalytiker im Verlauf des Alterungsprozesses konfrontiert sehen. Wie zu erwarten, ermutigt sie die Leser, die Tiefen ihrer Vergangenheit auszuloten, aber sie bietet auch praktische Ratschläge, die eine Konzentration auf die Gegenwart fördern.

Sie erklärt, dass die Gegenwart eigenständig und eindeutig anders als die Vergangenheit ist. Sie definiert sich durch die persönliche Kreativität, und diejenigen, die sich die typischen Eigenschaften ihrer Kindheit bewahren, haben im Alter Vorteile in dieser Hinsicht. Die Gegenwart ist eigenständig und anders als die Zukunft. Diese Eigenständigkeit der Gegenwart zu erhalten schützt auch davor, von der Zukunft aus dem Lot gebracht zu werden.

Der Autor

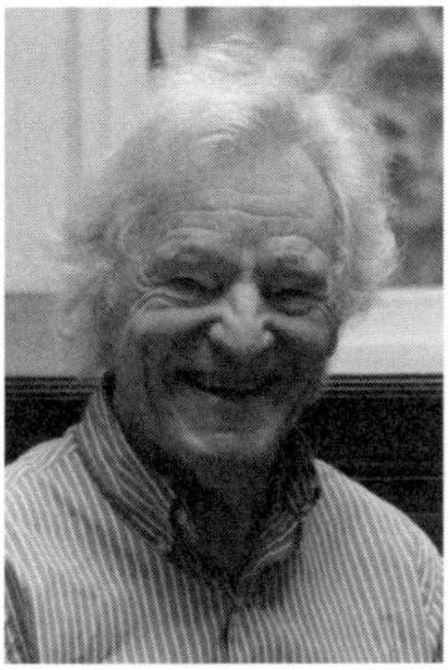

Muir Gray ist seit mehr als vierzig Jahren im öffentlichen Gesundheitswesen Großbritanniens tätig. Nach dem Medizinstudium in seiner Heimatstadt Glasgow arbeitete er in Kliniken in Glasgow und Aberdeen, bevor er 1972 in den Public Health Service eintrat und eine Stellung im City of Oxford Health Department annahm.

In der ersten Phase seiner beruflichen Laufbahn konzentrierte er sich auf die Krankheitsprävention mit Schwerpunkt Raucherentwöhnung und alternde Bevölkerung. Bei der Arbeit mit Senioren galt sein Hauptaugenmerk der Gesunderhaltung durch die Förderung regelmäßiger körperlicher Bewegung, aber auch dem Bestreben, einer Unterkühlung alter Menschen durch eine Verbesserung der Wohnverhältnisse vorzubeugen.

Muir entwickelte im Auftrag des National Health Service (NHS) – des staatlichen Gesundheitssystems in Großbritannien und Nordirland – Screeningprogramme für Schwangere, Kinder, Erwachsene und Senioren. Dazu gehörten auch Ultraschalluntersuchungen zur Früherkennung des Bauchaortenaneurysmas für Männer ab dem 65. Lebensjahr und Dickdarmkrebs-Untersuchungen für Männer und Frauen.

Als Chief Knowledge Officer des NHS war er für das Wissensmanagement auf Vorstandsebene verantwortlich. Er wurde mit dem britischen Verdienstorden CBE ausgezeichnet und sieben Jahre später aufgrund seiner Verdienste in den Ritterstand erhoben.

Muir arbeitet derzeit für den NHS England und die Regierungsbehörde Public Health England an einem grundlegenden Strukturwandel der medizinischen Gesundheitsdienstleistungen mit dem Ziel der Wertsteigerung. Statt Gesundheitszentren und Kliniken wie Supermärkte zu betrachten, die allen alles bieten, entwickelt sein Unternehmen Better Value Care eine integrierte Gesundheitsfürsorge, die auf Menschen mit gemeinsamen Bedürfnissen ausgerichtet ist, beispielsweise Patienten mit Herzkrankheiten oder ärztliche Begleitung am Ende des Lebens.

Muir hat außerdem die National Campaign for Walking ins Leben gerufen, eine Wohltätigkeitsorganisation, die Spazierengehen als gesundheitsförderliches Mittel propagiert. Eine zweite Wohltätigkeitsorganisation, die er gegründet hat, hat sich in einer Gemeinschaftsaktion mit dem NHS den Kampf gegen den Klimawandel durch eine Reduzierung der CO_2-Bilanz zum Ziel gesetzt. Eine kurze Zusammenfassung der wissenschaftlichen Belege, auf denen dieses Buch basiert, ist unter dem Titel *An Antidote To Ageing* erschienen.

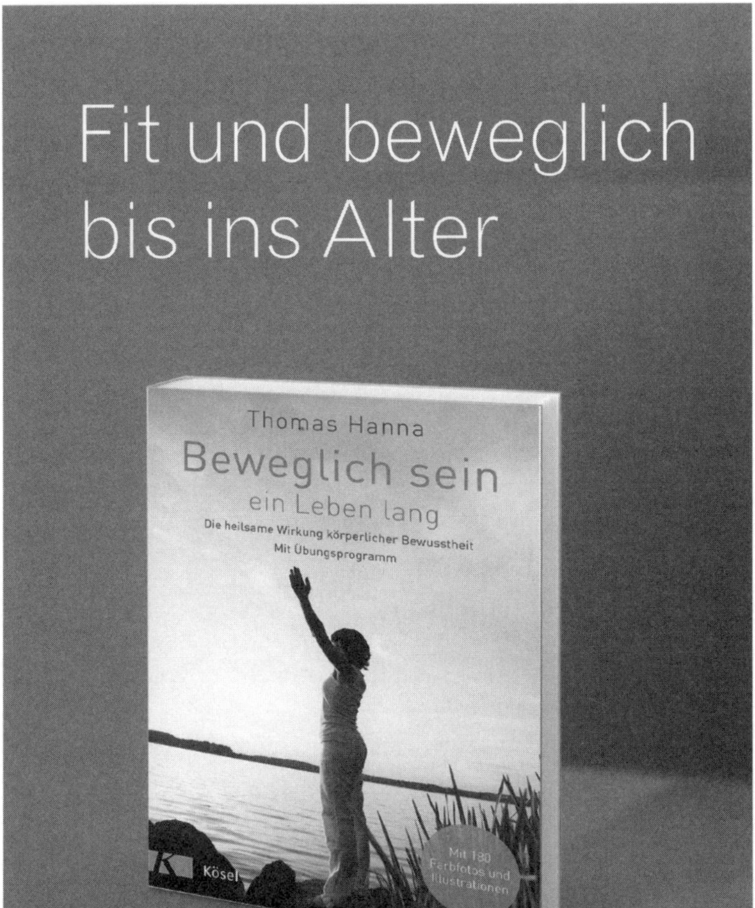
Fit und beweglich bis ins Alter
Thomas Hanna
Beweglich sein
ein Leben lang
Die heilsame Wirkung körperlicher Bewusstheit
Mit Übungsprogramm
Kösel
Mit 180 Farbfotos und Illustrationen
Thomas Hanna zeigt mit seinem erfolgreichen Übungsprogramm, wie wir geistig und körperlich fit und beweglich bleiben und körperliche Beschwerden sanft und nachhaltig beheben. Der Bestseller in neuer, zeitgemäßer Gestaltung mit 180 Farbfotos.
Kösel
www.koesel.de